योग

आसन और प्राणायाम

AF538888

संजय सिंह

इनविंसिबल पब्लिशर्स

भारत में वर्ष 2019 को सबसे पहली बार प्रकाशित

ISBN: 978-81-943134-5-8

इनविंसिबल पब्लिशर्स

201A, SAS Tower, Sector 38, Gurgaon-122003

विषय सूची

प्रार्थना सभा में जीवन विज्ञान व योगः

आसन और प्र्राणायाम में स्वास्थ्य उपलब्ध होता है। ''पहला सुख निरोगी काया।'' जिसका शरीर स्वस्थ और मेरूदण्ड लचीला रहता है, वह बालक शक्तिशाली और मेघावी होता है। विधार्जन के लिए भी स्वस्थ शरीर, स्वस्थ मन और स्वस्थ भावों का होना आवश्यक है, इसलिए यह सोचा गया है कि प्रार्थना सभा के कार्यक्रम को थोड़ा विस्तार देकर 10-15 मिनट का एक ऐसा उपक्रम बनाया जाए जिससे बालक स्वस्थ, संस्कारी और अनुशासित बने।

प्रार्थनाः

1. प्रार्थना से समर्पण भाव आता है।
2. आसन-प्राणायाम से शरीर स्वस्थ और सहनशील बनता है।
3. महाप्राण ध्वनि से स्मरण शक्ति अच्छी होती है।
4. कायोत्सर्ग और प्रेक्षाध्यान में मन शांत और जागरूक बनता है।
5. संकल्प से विधायक भाव उत्पन्न होते हैं।
6. वन्दना से विनय भाव प्रकट होता है।

प्रार्थना सभा में पंक्ति-बद्ध सीधे खड़े रहें। प्रत्येक छात्र के मध्य आगे-पीछे, दायें-बायें एक फुट का फासला रहे। किसी का शरीर परस्पर सटे नही। कुछ (तीन-चार) छात्र या छात्राएँ ऊँचे स्थान पर बालकों के सामने खड़े होकर प्रार्थना/अणुव्रत-गीत का समुच्चारण करें। शेष बालक-बालिकाएँ लय-बद्ध संगान करें।

यौगिक प्रार्थना

श्री करूणानिधे नमः

हे परम पिता, हे विश्व पिता,
हे राष्ट्रपिता, हे जगदाधार,
हे करूणामय, दीन दयालो,
पूर्ण गुरो, हे अपरम्पार,
हे परेश अब शीघ्र कृपा करि,
हमें दीजिए शुद्ध विचार,
जिससे जनता के सेवक बन,
नाथ करें सुखमय संसार।

विश्व कल्याणात्मक नारे

हे नाथ आपकी कृपा से
विश्व का-कल्याण हो!
सभी कर्तव्यपरायण हों!!
परस्पर-प्रेम हो!!!

अनुव्रत गीत

संयम-मय जीवन हो।।
नैतिकता की सुर-सरिता में जन-जन मन पावन हो।
संयम-मय जीवन हो।

अपने से अपना अनुशासन, अणुव्रत की परिभाषा।
वर्ण, जाति या सम्प्रदाय से मुक्त धर्म की भाषा।
छोटे-छोटे संकल्पों से मानस परिवर्तन हो।।
संयम-मय जीवन हो।।

मैत्री-भाव हमारा सबसे प्रतिदिन बढ़ता जाए।
समता, सह अस्तित्व समन्वय-नीति सफलता पाए।
शुद्ध साध्य के लिए नियोजित मात्र शुद्ध साधन हो।।
संयम-मय जीवन हो।।

विद्यार्थी या शिक्षक हो मज़दूर और व्यापारी
नर हो नारी बने नीतिमय जीवनचर्या सारी।
कथनी-करनी की समानता में गतिशील चरण हो।।
संयम-मय जीवन हो।।

प्रभु बन के ही हम प्रभु की पूजा कर सकते हैं।

प्रमाणिक बनकर ही संकट-सागर तर सकते हैं।

आज अहिंसा शौर्य-वीर्य-संयुक्त जीवन-दर्शन हो।

संयम-मय जीवन हो।।

सुधरे व्यक्ति, समाज व्यक्ति से, राष्ट्र स्वयं सुधरेगा।

तुलसी अणुव्रत-सिंहनाद सारे जग में प्रसरेगा।

मानवीय आचार-संहिता में अर्पित तन-मन हो।।

संयम-मय जीवन हो।।

आसन

स्वस्थ शरीर में स्मृति-विकास और ग्रन्थि-तन्त्र के स्रावों के संतुलन को ध्यान में रखकर किया गया है। स्वस्थ मस्तिष्क रहता है। शरीर स्वस्थ रहता है, पढ़ने में मन अच्छा लगता है। आसन स्वास्थ्य एवं अन्तःस्रावी ग्रन्थियों के हार्मोन्स में परिवर्तन का निमित्त बनता है। आसनों का चुनाव संतुलन को ध्यान में रखकर किया गया है।

1. उच्चारण स्थल तथा विशुद्ध चक्र शुद्धि
2. बुद्धि तथा धृति-शक्ति विकासक
3. स्मरण-शक्ति विकासक
4. कोणासन
5. ऊर्ध्वहस्तोत्तानासन
6. पादहस्तासन

महाप्राण ध्वनि (भ्रामरी प्राणायाम) का महत्व एवं लाभ

महाप्राण ध्वनि की पूर्व भूमिका का निर्माण करती है। मस्तिष्क के स्नायुओं को सक्रिय बनाती है। चंचलता को कम करती है। एकाग्रता बढ़ाती है इसके निरन्तर अभ्यास से स्मरण शक्ति अच्छी होती है। पढ़ने में मन लगता है। श्वास-प्रश्वांस मन्द और दीर्घ होता है। स्वास्थ्य अच्छा रहता है, मन शान्त और भाव निर्मल होते हैं। महाप्राण ध्वनि पूरे वातावरण को तरंगित बनाती है।

महाप्राण ध्वनि का प्रयोगः-

सीधे खड़े रहें। शरीर को स्थिर रखें। नाक द्वारा धीरे-धीरे श्वांस भरें। अपने चित्त को कण्ठ पर केन्द्रित करें। अब कंठ और नाक से मं.....मं.....मं.....ध्वनि करते हुए मस्तक में गूँज का अनुभव करें। इस प्रकार महाप्राण ध्वनि करते समय भरा हुआ श्वास धीरे-धीरे स्वतः ही बाहर आ जाता है। पुनः श्वास भरें। ध्यान करें कि मस्तिष्क के चारों ओर श्वेत रंग की तरंगे हो रही हैं। तथा भावना करें कि शरीर के चारो ओर महाप्राण ध्वनि से गुंजित तरंगों का वलय बन रहा है। ध्वनि का तीन बार प्रयोग करें।

कायोत्सर्ग का प्रयोगः-

कायोत्सर्ग का अर्थ है- शरीर की स्थिरता, शिथिलता और जागरूकता।

1. शरीर को स्थिर, शिथिल और तनाव-मुक्त करें। मेरूदण्ड और गर्दन को सीधा रखें। मांसपेशियों को ढीला छोड़ें, शरीर की पकड़ छोड़ें।
2. प्रतिमा की भाँति शरीर को स्थिर रखें। चित्त को पैर से सिर तक क्रमशः प्रत्येक भाग पर ले जाएँ तथा शिथिलता का सुझाव दें। शरीर शिथिल हो जाए। प्रत्येक मांसपेशी और प्रत्येक स्नायु शिथिल हो जाए।

अनुभव करें- शरीर का एक-एक भाग शिथिल होता जा रहा है। शरीर के प्रत्येक भाग में हल्केपन का अनुभव करें। पैर से सिर तक पूरा शरीर शिथिल हो गया है। इसके करने से मन शांत और जागरूक बनता है।

दीर्घ श्वास-प्रेक्षा का प्रयोगः-

चित्त को नाभि पर केन्द्रित करें। श्वास की गति को मंद करें। धीरे-धीरे लम्बा श्वास लें, लम्बा श्वास छोड़े।

चित्त को नाभि पर केन्द्रित करें। श्वास लेते समय पेट की मांसपेशियाँ फूलती है, छोड़ते समय सिकुड़ती हैं। पेट की माँसपेशियों को फूलने और सिकुड़ने का अनुभव करें। आते-जाते श्वास का अनुभव करें। प्रत्येक श्वास की जानकारी बनी रहे।

चित्त को नाभि से हटाकर दोनों नथुनों के भीतर केन्द्रित करें। दीर्घ श्वास चालू रखते हुए आते-जाते प्रत्येक श्वास का अनुभव करें, प्रेक्षा करें।

संकल्प प्रयोगः-

मन, वाणी और शरीर को स्थिर करें। दोनों हाथ जोड़कर संकल्प दोहराएँ। ''मैं चैतन्यमय हूँ।

मैं आनन्दमय हूँ। मैं शक्तिमय हूँ, मेरे भीतर अनंत चैतन्य का, अनन्त आनन्द का, अनन्त शक्ति का सागर लहरा रहा है। उसका साक्षात्कार करना मेरे जीवन का लक्ष्य है।''

1. सीधे खड़े रहें। गर्दन और पीठ को सीधा रखें। आँख कोमलता से बन्द करें। श्वास भरकरए मुट्ठी बन्दकर द्दढ़तापूर्वक तीन बार संकल्प को दोहराएँ।
2. मैं शक्तिशाली हूँ, शरीर के कण-कण में शक्ति का संचार हो रहा है।
3. मैं स्वस्थ्य हूँ। शरीर में कण-कण में स्वास्थ्य का संचार हो रहा है।
4. मैं प्रसन्न हूँ। शरीर के कण-कण में प्रसन्नता का संचार हो रहा है।
5. मैं सुन्दर हूँ। शरीर के कण-कण में सुन्दरता का संचार हो रहा है।

वन्दना

सीधे खड़े रहें। श्वास पूरा अन्दर पेट में भरें। अध्यापक एक कहें, तब छात्र-छात्राएँ 'वन्दे' कहें। अध्यापक दो कहें, तब छात्र-छात्राएँ श्वास बाहर निकालें, 90 डिग्री आगे झुककर 'सच्च' बोलें। अध्यापक तीन कहे, तब छात्र-छात्राएँ श्वास भरें और सीधे हो जाएँ। इस प्रकार तीन बार करें। अन्त में ''कृतशोऽस्मि''।

मैं आपका आभारी हूँ।अभ्यास सम्पन्न।

योग क्या है?

योग संस्कृत के 'युज' धातु से बना है- जिसका अर्थ है मिलाना, जोड़ना, संयुक्त होना, विलीन होना, युक्त करना, साररूप होना, बाँधना, अनुभव को पाना तथा तल्लीन होना।

अर्थात् हम यें कह सकते हैं कि, दो वस्तुओं के परस्पर मिलन अथवा जोड़ का नाम ही योग है। विभिन्न विद्धानों ने समय-समय पर इसके अर्थ को स्पष्ट करने के लिए अनेकों परिभाषाएँ दी हैं। इनमें से कुछ परिभाषाओं को यहाँ बतलाया जा रहा है।

आम प्रयोग में योग शब्द का अर्थ है- विधि या तरीका। अपने तकनीकी भाव में इसका मतलब है- जीवात्मा का परम-आत्मा के साथ जुड़ना, संयोग होना या उसमें मिल जाना। अंग्रेज़ी शब्द 'योक' का अर्थ है- 'जोड़ना' इकट्ठे बाँध देना और अपने आपको अनुशासन में रखना।' इस संदर्भ में, योग प्रणाली का तात्पर्य ''विधिपूर्वक किए गए अनुशासन'' से है, जिसका उद्देश्य एक ओर तो जीवात्मा को मन व प्रकृति से अलग करना है, और दूसरी तरफ इसे ब्रह्म के साथ जोड़ना, संयुक्त करना बाँधना व मिलाकर एक करना है। अतः इसका उद्देश्य भावातीत दिव्यसत्ता की खोज मनुष्य के अंदर करना है ताकि निरंतर परिवर्तनशील प्रकृति के भीतर, इसकी भौतिक अवस्थाओं को घटाकर, कम से कम गुज़ारे लायक ही रखें। इस समस्त परिवर्तनशील प्रकृति के अंदर जो अविनाशी तथा परिवर्तनीय द्विव्य शक्ति छिपी हुई है, उसकी खोज की जा सके। अतः योग विधियों का उद्देश्य उस महान प्रयत्न से है जिसके द्वारा स्थूल पर नियंत्रण पाने के लिए सदा कार्यरत रहने वाले मन पर, हमेशा अपनी ही बात मनवाने वाले अहंकार परए नित्य जिज्ञासु बुद्धि पर, प्राणवायु के चलते हुए श्वास-प्रश्वास पर लगातार बड़े कठिन परिश्रम से नियंत्रण पाना है, ताकि संपूर्णता हासिल हो सके।

मुख्य चार प्रकार के योगों का ही वर्णन किया गया है-

1. कर्मयोग
2. ज्ञान योग
3. ध्यान योग

4. भक्ति योग

1. **कर्मयोगः** कर्मयोग फल की इच्छा से रहित होकर कर्तव्य में रत होना ही योग है। अर्थातए बिना फल की इच्छा के कार्य को करते रहना ही कर्मयोग है। कर्म की व्याख्या समाजिक उपयोगिता और नैतिक मूल्यों के संदर्भ में की गई है।
2. **ज्ञान योगः** ज्ञान योग उन व्यक्तियों के लिए है जो परमात्मा के अमूर्त चिन्तन में गहरी रूचि रखते हैं। अज्ञान के अंधकार को ज्ञान के प्रकाश द्वारा हटाया जाता है। ज्ञान की आभा में मनुष्य अंतिम सत्य की झलक पाता है और आध्यात्मिक संतुलन की प्राप्ति करता है।
3. **ध्यान योगः** ध्यान योग के मस्तिष्क को समस्त बाह्य वस्तुओं से हटाकर आत्मा पर केंद्रित करने की बात कही गई है। खान-पान, गति कर्म और निद्रा सभी के संयम से जीवन को एक विशिष्ट उर्ध्वगामी दिशा दी जाती है।
4. **भक्ति योगः** भक्ति योग में मनुष्य सांसारिक मोह माया के बंधन से मुक्त होकर परमात्मा को सब कुछ समर्पित कर, ईश्वर भक्ति में लीन होने का प्रयास करता है।

योग की परिभाषाएँ

महर्षि पंतजलि के अनुसार-

''योगश्यित्तवृत्ति निरोधः''

अर्थात् मन की वृत्तियों (रूप, रस, गंध, स्पर्श और शब्द के लोभ में दौड़ने) का रोकना ही योग है। अर्थात्‌ए चित्त की चंचलता का दमन करना ही योग है।

1. चित्त की चंचलता का विरोध ही योग है।
2. अपने चित्त में निरंतर उठने वाले आवेगों को शांत करना ही योग का सार है।

चित्त तीन प्रकार की वृत्तियों से मिलकर बना है, अर्थात् तीन तत्वों से बना हैकृ

- मानस
- बुद्धि
- अहम

वृत्ति शब्द की उत्पत्ति संस्कृत के धातु वृत्त से हुई है जिसका अर्थ है- घूमना, वृत्ति का अर्थ एक कार्य-मार्ग, व्यवहार या मानसिक दशा।

''अथःयोगानुशासनम्''- अनुशासन में रहना ही योग है।

योग भाष्य के अनुसार- श्'योगःसमाधीः स य सार्वभौमिश्चिन्तस्य धर्मःश्कृ

अर्थात्ए योग समाधि को कहते हैं। जो चित्त का सार्वभौम धर्म है।

महर्षि याज्ञवल्क्य के शब्दों में- 'संयोगों योग इत्युक्तो जीवात्मकाः परमात्मानो।'

अर्थात् जीवात्मा और परमात्मा के मिलन का नाम योग है।

वेदान्त के अनुसार- 'जीव और आत्मा के मिलन की संज्ञा ही योग है।'

प्रत्यभिज्ञा दर्शन के अनुसार- 'शिव तथा आत्मा के अभेद ज्ञान का नाम ही योग है।

योग विशिष्ट के अनुसार- 'संसार सागर से पार होने की युक्ति को ही योग कहते हैं।

स्वामी शिवानंद सरस्वती के अनुसार- 'योग उस साधना प्रणाली का नाम है जिसके द्वारा जीवात्मा तथा परमात्मा की एकाग्रता का अनुभव होता है एवं जीवात्मा का परमात्मा के साथ ज्ञानपूर्वक संयोग होता है।'

सर्वपल्ली डॉ0 राधा कृष्णन के अनुसार- 'योग वह पुरातन पथ है जो व्यक्ति को अंधेरे से प्रकाश में लाता है।'

योगी रामचरक के अनुसार- 'हम सभी अनंत शक्ति के स्वामी हैं और इस शक्ति के रहस्य से परिचित कराने की कला योग विज्ञान में निहित है।'

योगी मत्स्येन्द्रनाथ व योगी गोरक्षनाथ के अनुसारकृ'जीवन के प्राकृतिक पदार्थों में दबी आत्मा को, उसके बंधन से आज़ाद करना तथा आत्मा पर ढके पंचकोशों को हटा कर इसको अपने वास्तविक पवित्र ज्योर्तिमय रूप में लाकर पुनः' स्थापित करना ही योग है।

श्रीमद्भागवत गीता में भगवान श्रीकृष्ण द्वारा योग का अर्थ समझाते हुए कहा गया है-

1. 'समत्व योग उच्यते' अर्थात्ए समता या समानता को ही योग कहते हैं। जहाँ साधक और साध्य दोनों का एक ही शब्द व्यवहार या प्रयोग हुआ हो।

2. 'योगः कर्मसु कौशलम्' अर्थातए प्रत्येक कार्य को कुशलता (निपुणता) से सम्पन्न करना ही योग है। अतः अपनी अंतरात्मा के साथ एकाकार होने को योग कहते हैं।

अंग्रेज़ी में योग की परिभाषा

"Yoga is a science-cum-culture. Its object is to enable man to live a life of health, happiness and contentment."

योग की चरम सीमा पर पहुँचने के लिए दो वस्तुओं का परस्पर मिलन होना आवश्यक है।

''प्राण अयान योरेक्यस्व, रजो रेतस्तथा।

सूर्य चन्द्रमसौ, योगा जीवात्माः परमात्मा।।''

अर्थात्ए

1. प्राण और अयान को मिलाना ही योग है।
2. रज (प्रकृति) और वीर्य (पुरूष) को मिलाना ही योग है।
3. सूर्य (पिंगला) और चन्द्रमा (ईड़ा) को मिलाना ही योग है।
4. आत्मा का परमात्मा से मिलना ही योग है।

योग के आठो अंगों के नाम

योग की कला, लम्बे समय तक चलने वाली, श्रमसाध्य तथा एक दुर्गम प्रक्रिया है। मन के मलबे के नीचे आत्मा की असलियत दबी पड़ी रहती है। इसलिए मानसिक परत की स्थिति को साफ करना होगा ताकि इस आवरण का छेदन-भेदन करके, इसके परे अपनी आत्मा को दिव्य स्वाभाव की खोज की जा सके। आत्मा को प्राप्त करने के लिए, व्यक्ति को अपनी इच्छाओं को जीतना होगा, विचारों को शांतए स्थिर रखने का स्वभाव बनाना होगा, संयम, शुचिता, इंद्रिय-निग्रह, मद्यत्याग, संयम, ब्रहमचर्य, मिताहार, संयताचार, धर्मपरायण, नीतिपराणता, सच्चाई धार्मिकता आदि गुणों का विकास करना होगा और उनसे भी आगे जाकर बैराग्य अर्थात् राग आदि से पृथक होने का स्वाभाव बनाना होगा।

बाधाओं को जीतने और आत्मा का अनुभव पाने के लिए महर्षि पंतजलि ने विस्तृत अष्टांग योग हमें प्रदान किये हैंए जिसमें निम्न आठ अंग शामिल हैंकृ

1. यम
2. नियम
3. आसन
4. प्राणायाम
5. प्रत्याहार
6. धारणा
7. ध्यान
8. समाधि

यम और नियम

यमः

यम अष्टांग योग का प्रथम भाग है और योग की आधारशिला है। 'यम' शब्द का अर्थ है- बाहर निकाल देना, फेंक देना, निवृत्त होना, समाप्त कर देना या नियंत्रण में रखना आदि। यम के निरन्तर आचरण से बाह्य व्यवहार की शुद्धि होती है।

योगाचार्यों ने यम के मुख्य दस अंग बताए हैंकृ

1. अंहिसा
2. सत्य
3. अस्तेय
4. ब्रह्मचर्य
5. क्षमा
6. धृति
7. दया
8. आर्थव

9. मिताहार

10. शौच

1. **अहिंसाः** अहिंसा का शाब्दिक अर्थ है- हिंसा का अभाव या कष्ट का अभाव। अर्थात् किसी प्राणी का अपमान न करना, कष्ट न देना, शारीरिक या मानसिक किसी प्रकार की कोई चोट न पहुँचाना।

2. **सत्यः** जो व्यक्ति मन, वचन एवं कर्म से सत्य का आचरण करता है और उसमें प्रतिष्ठित हो जाता है उसके संकल्प व शब्द फल लाते हैं, सच्चे होते हैं।

3. **अस्तेयः** अस्तेय का शाब्दिक अर्थ है- चोरी न करना। अर्थात किसी वस्तु को प्राप्त करने की इच्छा या चेष्ठा न करना जो स्वयं द्वारा उपार्जित न की गई हो। मन, वचन एवं कर्म से पराई वस्तु की इच्छा न करना ही अस्तेय है।

4. **ब्रह्मचर्यः** मन, वचन कर्म से इन्द्रियों पर नियंत्रण करना ब्रह्मचर्य है।

5. क्षमाः किसी व्यक्ति के प्रति, प्रतिशोध की भावना को न रखना ही क्षमा है। प्रिय और अप्रिय करने वाले समस्त प्राणियों में राग, द्वेष का न होना क्षमा कहलाती है।

6. **धृतिं-** ''धीरज रहा तो सब रहा, का हू से न डराया'' धृति का अर्थ है- धीरज रखना। धीरज हमारे जीवन का अभिन्न अंग है, जिस जीवन में धीरज एवं संतुलन नहीं है वह जीवन कदापि उन्नति की चरम-सीमा पर पहुँचना तो दूर रहाए साधारण जीवन में भी भलीभाँति निर्वाह नहीं कर सकता।

7. **दयाः** दया धर्म का मूल है। पाप मूल अभिमान। तुलसी दया न छोड़िये, जब तक घट में प्राण।। सर्वकाल में 84 लाख जीव मात्र पर दया करना और सबकी रक्षा करना ही दया है।

8. **आर्यवः** आर्यव का अर्थ है- कोमलता, सरलता, विनम्रता व सादगी। हर व्यक्ति को अपने जीवन में मन, वचन व कर्म से सादगी, कोमलता विनम्रता को व्यवहार में लाना चाहिए।

9. **मिताहारः** जीवन में साधारणतया अनुशासनबद्ध रहकर अपने आप को संतुलित रखना, खाने-पीने की चीज़ों में विशेषकर। अर्थात्ए मिताहार साधक की वह क्रिया है जिससे साधक अल्पहार में पहुँचे।

10. **शौचः** शौच का अर्थ है- (पवित्रता अथवा सफाई) बाहरी तन शुद्धि तथा स्थान व दशा आदि की स्वच्छता तथा आंतरिक सफाई, विचार भावना और अनुभूति आदि की।

नियमः

नियम अष्टांग योग का दूसरा महत्वपूर्ण अंग है। जिसका अर्थ है- स्वीकार करना, धारण करना, सदगुणों का विकास करना, अच्छी भावनाओं, उदान्त भावों को ग्रहण करना और उनको अपने जीवन में प्रयोग में लाना, उन्हें अपने जीवन का हिस्सा बनाना।

अर्थात् नियम का संबंध केवल अपने व्यक्तिगत शरीर, इन्द्रियों तथा अन्तःकरण के साथ होता है। इसलिए इसके यर्थाथ पालन से व्यक्ति से संबंध रखने वाला सारा बाह्य सांसारिक जीवन, राजसी, तामसी, और आवरण रूप वर्णनों से घूमकर सात्विक, पवित्र और दिव्य हो जाता है। जन्म के हेतू भूत, काम्य, धर्म से निवृत्ति कराके मोक्ष के हेतू निष्काम धर्म में प्रेरणा कराने वाले तप आदि नियम कहलाते हैं।

नियम के अंगः

नियम के मुख्य 10 अंग बताये गये हैं-

1. तप
2. संतोष
3. आस्तिकता
4. दान
5. ईश्वर पूजन
6. सिद्धान्त वाक्यों का श्रवण

7. लज्जा

8. बुद्धि

9. जप

10. हवन

1. तपः यह नियम का पहला अंग है। योग दर्शन में तप की व्याख्या करते हुए महर्षि पंतजलि ने कहा है- ''तपो इन्द्र सहनम्''। अर्थातए छन्दों को सहन करना ही तप है।

2. संतोषः ''संतोष परम सुखम् ''अर्थात् संतोष से बढ़कर और कोई सुख नहीं है। संतोष वह नियम है जिससे व्यक्ति अपने मन, शरीर व कर्म से उपार्जित वस्तु या सम्पत्ति में ही अपने आपको संतुष्ट रखे। दूसरे को देखकर, उससे अधिक वस्तु प्राप्त करने की चेष्टा में परेशान न हो।

3. आस्तिकताः परमात्मा (ईश्वर) में विश्वास करना ही आस्तिकता है। अर्थात्ए अपने शास्त्री, विद्या, योग, गं्रथ उपनिषद, धर्म आदि में पूर्ण विश्वास करना ही आस्तिकता है।

4. दानः अपनी मेहनत, परिश्रम की नेक कमाई में से कुछ अंश गरीबों (गरीब आदमी) को देना ही दान है।

5. ईश्वर पूजनः निष्काम भावना से लक्ष्य की पूजा की जाती है अथवा अपने लक्ष्य को पाने के लिए जो पूजा की जाती है उसे ही ईश्वर पूजन कहते हैं।

6. सिद्धान्त वाक्यों का श्रवणः हर धर्म की पुस्तक-रामायण, शास्त्रों, पुराण, गीता, उपनिषद, गं्रथ, वेद आदि से जो कुछ सुनते हैं और उसके सुनने से जो ज्ञान होता है, बढ़ता है। जिससे साधक की आत्मका की शुद्धि होती है।

7. लज्जाः यहाँ लज्जा का मतलब है- लाज अथवा अपने से बड़ों अथवा गुरूजनों की इज़्ज़त करना या उनकी लज्जा करने से है। उनके सामने कभी अपशब्द नहीं बोलें।

8. बुद्धिः जिस व्यक्ति की बुद्धि ठीक होती है वह सब उचित कार्य, उचित रूप से कर लेता है और जिसकी बुद्धि ठीक नहीं होती अथवा चलायमान रहती हैए वह व्यक्ति

(साधक) कुछ भी कार्य ठीक प्रकार से नहीं कर पाता है और स्वयं ही अपना नाश कर लेता है।

9. जपः साधना करने को ही जप कहते हैं। जप को कई प्रकार से व्यक्ति करते हैं। कोई माला भजकर भजन भाव करता है तो कोई पाठ-पढ़करए वहीं कोई गा-गाकर पाठ करता है और कोई मौन पाठ करता हैए आदि।

10. हवनः वातावरण को शुद्ध करने के लिए हम हवन करते हैं इसमें पाँच सामग्री के द्वारा हवन करते हैं जिसके द्वारा जहाँ हवन किया जाता है, उस स्थान की शुद्धि हो जाती है।

यम और नियम के ये सभी अंग मनुष्य की वृत्तियों पर ऐसा अंकुश लगाते हैं कि वह कुपथ की ओर न जाकर सांस्कृतिक आदर्शो व मूल्यों से परिपूर्ण सुपथ की ओर अग्रसर होता है और समाज के वातावरण में नैतिकता व आध्यात्मिकता का प्रसार करता हुआ समाज को अर्ध्वोन्मुखी बनाता है।

योगासन करने के उपयुक्त स्थान, काल आदि

1. योगाभ्यास प्रायः प्रातःकाल और सांयकाल के समय करना चाहिए।
2. दैनिक नित्यकर्मों तथा संभव हो तो स्नानादि से निवृत्त होकर योगाभ्यास करना चाहिए। यदि जरूरत हो तो स्नान योगाभ्यास करके 1 घंटे पश्चात् करें।
3. योगाभ्यास हमेशा खाली पेट या खाने के 3-4 घंटे पश्चात् करना चाहिए।
4. योगाभ्यास प्रारम्भ करने के प्रथम, सोपान के रूप में षटकर्म (कुंजल, सूत्रनेतिम, जलनेति, धौति, भस्त्रिका) की क्रियाएँ करनी चाहिए।
5. योगाभ्यास करते समय कच्छा, लंगोट, अन्डरवियर या निक्कर अवश्य पहननी चाहिए।
6. प्रत्येक आसन के पश्चात् थोड़े समय के लिए श्वास अवश्य लेना चाहिए।
7. किसी भी आसन योग की क्रिया का अभ्यास करते समय शारीरिक अंगो के साथ ज़ोर ज़बरदस्ती नहीं करनी चाहिए। इससे मोच आदि का खतरा होता है।
8. यदि किसी व्यक्ति का एक्सीडेंट या अन्य ऑपरेशन आदि हुआ हो तो योगाभ्यास प्रारम्भ करने से पूर्व योग शिक्षक से सलाह अवश्य ले लेनी चाहिए।
9. महिलाओं को मासिक धर्म व गर्भावस्था में योगाभ्यास नहीं करना चाहिए।
10. योगाभ्यास करते समय कपड़े ढीले व हल्के पहनने चाहिए। महिलाएँ सलवार कमीज़ या कुर्ता, पाजामा पहनें।
11. जूते, ऐनक, घड़ियाँ आदि योगाभ्यास के पूर्व उतार दें।
12. योगाभ्यास किसी समतल स्थान पर दरी, कम्बल या मेटरस बिछाकर करें।
13. योगाभ्यास किसी एकान्त, शान्त व हवादार स्थान पर करें। परन्तु वहाँ पर हवा के झोंके या धूल, मक्खी, मच्छर, कीट पतंगा आदि न हों।

14. योगाभ्यास का पूरा लाभ उठाने के लिए इसे नियमपूर्वक नित्य किया जाए।

15. आसन व प्राणायाम करते समय विभिन्न स्तरों (पूरक, रेचक्र, व कुम्भक) का पूरा ध्यान रखना चाहिए।

16. रक्तचाप व हृदय रोगीए उछलने-कूदने की क्रिया नहीं करें।

17. सप्ताह में एक दिन उपवास अवश्य करें, फल आदि खा सकते हैं।

18. शराब, अफीम, धूम्रपान व तम्बाकू आदि नशीली चीज़ों का सेवन न करें।

19. स्वास्थ्य सुख का भण्डार है, इसे झूठी शान की होड़ में व्यर्थ न गवाएँ।

20. खूब हँसेए समय पर सोये और समय पर खायें, समय पर उठें, हर हाल में खुश रहें, काम से डरें नहीं, मगर काम के साथ आराम का ध्यान रखें।

21. हम सब एक परमात्मा की संतान हैं, अतएव जान बूझकर किसी का अशुभ चिंतन न करें और न किसी को हानि पहुँचायें।

22. मन की शांति के लिए प्रतिदिन प्रातः सांय पूजा/भजन, पाठ, सत्संग या धार्मिक ग्रन्थों का स्वाध्याय अवश्य करें।

23. योगाभ्यास योग-गुरू की देखरेख में ही करें।

योगाभ्यास में विध्न

यूँ तो योगाभ्यासी के मार्ग में बहुत से विघ्न आते हैं। परन्तु सबसे बड़ा विघ्न तो स्वयं अभ्यासी है। भले ही उसमें मोक्ष की इच्छा जागी हो और सांसारिक बातों की ओर से राग कुछ हुआ हो, परन्तु है तो साधारण मनुष्य ही, जिसका चित्त अभी विक्षेप की सीमा का अतिक्रमण नहीं कर पाया है। उसके हृदय में अनेक जन्मों से अर्जित सहस्त्रों वासनाएँ संजोई हुई हैं। संसार भर की सुन्दर वस्तुएँ इन्द्रियों के द्वारों पर खड़ी अंतः कुरूपरूपी प्रासाद में प्रवेश करने के लिए लालायित रहती हैं।

जितनी दिशाएँ हैं उतने ही युद्धस्थल हैं, किस-किस से लड़ें। अपना ही चित्त अपने साथ शत्रु जैसा व्यवहार करता है। ऐसा लगता है कि जैसे वह सदा इस प्रयत्न में रहता हो कि किस प्रकार साधक की हार हो। चित्त बच्चों की तरह मचलता है, हठ करता है, रूठता है, और अंत में अपनी बात मनवा लेता है।

शरीर भी इस काम में चित्त का साथ देता है उसके सहस्त्रों वर्षों के अभ्यास का झुकाव उसी ओर है फिर बहुत सी ऐसी वस्तुएँ एकत्र हो जाती हैं जो चित्त और शरीर को इस कृत्य में सहायता देने लग जाती हैं। पंतजलि ने मुख्य विघ्नों को इस प्रकार गिनाया है-

व्याधिस्त्यान, संशय, प्रमाद, आलस्य, अविरति, भ्रांतिदर्शन

यह चित्त के विक्षेय हैं और यही विघ्न हैं।

और फिर दुख, दौर्मनस्य, अंगमेजयत्व और श्वास- प्रश्वास विक्षेपों के साथ होते हैं।

विक्षेप का अर्थ है- विशेष रूप से फेंकना। अर्थात, उसे एकाग्र नहीं होने देती उसको विक्षेप कहते हैं। इसके अलावा-

अत्याहारः प्रयासश्च प्रजल्यो नियमग्रहः।

जनसंगश्च लौल्यं च षडभिर्योगो बिनश्योति।।

अर्थात्ए अधिक आहार करना या अधिक भोजन करना, अधिक परिश्रम करना, अधिक बोलना, नियमों का पालन न करना, जन या लोगों का संग करना, चित्त की चंचलता। ये छः चीज़ें योग का विनाश करती है।

आलस्यम् प्रथम् विघ्न, उपभोगों द्वितीयका।

कीर्तिस्स्तृतीयक प्रोक्त उदासीन्यं चतुर्थकः।।

अर्थात् आलस्य, उपभोग अथवा जितना भी आप चीज़ का उपयोग करेंगेए उनकी लालसा दिन पर दिन बढ़ती जाएगी। इसलिए उपयोगिता नहीं करनी चाहिए, कीर्ति भी नहीं होनी चाहिए, इससे अहंकार आ जाएगा, उदासीनता नहीं आनी चाहिए।

योग में सहायकः

उत्साहात्सा हसाध्दैयतित्व ज्ञानाच्य निश्चयात्।

जनसंगः परित्यागात्षडभिर्योगः प्रसिद्धयति।।

अर्थात् उत्साह, साहस, धैर्य, तत्वज्ञान, निश्चय और लोगों के साथ का परित्याग। ये छः चीज़ें योग में सहायक हैं।

सात्विक-आहार

'जैसा अन्न, वैसा मन'- यह एक पुरानी कहावत है। इसके अन्दर एक निर्विवाद सत्य छिपा हुआ है। वास्तव में यह भोजन ही तो है जिसमें शरीर और दिमाग (मस्तिष्क) बनते हैं।

जैसा कि हठयोगी में पूर्वानुमानित है, सात्विक भोजन शरीर के संपूर्णत्व में मुख्य भूमिका निभाता है तथा किसी भी यौगिक साधना को बिना किसी थकान, शारीरिक व मानसिक सुस्ती, तन्द्रा या आलस्य व अर्धनिद्रा के पूरी करने में सहायता प्रदान करता है।

प्राणायाम के अभ्यासी के लिए वर्जित आहारः

प्राणयाम के अभ्यासी को कड़वे, खट्टे, नमकीन, तीखा, चटपटा, दही, मीठा, हरे शाक, शराब, नशे की वस्तुएँ छुआरे, कटहल, कुल्थी का साग, मसूरी की दाल, प्याज़, पाडू का साग, पेठा, कमल ककड़ी, बेर फूलास के फूल, कदम्ब के फूल, लहसुन, नींबू और विषैले पदार्थ योगी को प्रयोग नहीं करने चाहिए।

इनके अलावा कमरक, चिरौंजी, हींग, सेंमल की कली, बंदगोभी इनका भी योगी को सेवन नहीं करना चाहिए। ऐसी चीज़ों के सेवन से योगी के अन्दर उत्तेजना उत्पन्न हो जाती है, तथा बुद्धि को नष्ट करके दूषित कर्मों की ओर ले जाती है। इसलिए ऐसी चीज़ें योगी को भोजन में नहीं लेनी चाहिए।

अच्छे योगी के लिए प्रतिकूल आहार

अच्छे योगी को नमक, सरसो का साग, पत्तियों का साग, आचार, चटनी, आम, लुकाट, केला, बैंगन, मूली, भिंडी, मोठ, मटर, सफेद चने, राजमा, उड़द की दाल, चावल, चीनी, तेल व चिकनाईयुक्त पदार्थ फटा हुआ दूध, भैंस का दूध, दही, खराब घी, हर तरह का मांस-मछली, पक्षी, अंडे आदि भी हानिकारक बताये गये हैं।

इसके अतिरिक्त करेला, मदिरा, अनानास, करौंदा, तरबूज़, ककड़ी, बड़ी तोरई, काशीफल, चौलाई का शाक, गर्म मसाले, लाल मिर्च, काली मिर्च, चटनी और दूसरे गैस तथा एसिड उत्पन्न करने वाले उत्तेजक पदार्थ, इमली, गुड़ तिल का तेल, राई का तेल ये चीज़ें भी योगी के लिए वर्जित हैं।

अच्छे योगी के लिए अनुकूल आहार

गेंहूँए चावल (साठी के चावल) जौं, गाय का दूध, गाय का घी, मक्खन, शहद, मिश्री, सोंठ, परमल, साबुत मूंग की दाल, काले चने, तिल, शक्कर आदि अच्छे योगी को भोजन में खाना चाहिए।

इसके अतिरिक्त पका हुआ मीठा आम, बादाम, मीठा सेब, मीठा संतरा, मीठी मौसमी का रस, कालीमिर्च, जीरा, अदरक, इलायजी (छोटी व बड़ी दोनों) लवंग, जावित्री, हरड़, किशमिश, पिस्ता, अंगूर आदि भी अच्छे योगी के लिए उत्तम हैं।

इसके अलावा तोरी, जिमीकन्द, अमरूद, अंजीर, आंवला, आड़ू, कच्चे पपीते की सब्जी, खरबूजा, खीरा, अल्फाल्फा, गेंहू व जौ का दलिया, मूंग की दाल (छिलके रहित) के द्वारा बनी खिचड़ी भी अच्छे योगी के लिए उत्तम हैं।

षटकर्म

यौगिक साधनों में सभी साधन अपने-अपने स्थान पर महत्व रखते हैं, परन्तु योग की साधना में षटकर्मों का बहुत महत्व है। इनका अभ्यास किए बिना साधक का योग मार्ग में आगे बढ़ना पूर्णतः संभव नहीं हे। षटकर्मों के अभ्यास से शरीर के संपूर्ण मल दूर होते हैं। जिस प्रकार झाड़ू आदि से कमरें की सफाई करके उसे बैठने योग्य बना लिया जाता हैए उसी प्रकार षटकर्मों द्वारा शरीर की शुद्धि करके उसे यौगिक साधन के योग्य बना लिया जाता है। यहीं से योगमार्ग की प्रथम सीढ़ी शुरू होती है।

यहीं पर हम षटकर्मों की विधियों का वर्णन करते हैं जो निम्न प्रकार हैं

1. कुंजल (गजकरणी)

कुंजल शब्द कुंजर से बनता है। निरूक्त के नियमानुसार ''र'' का ल हो जाया करता है। अतः कुंजर से ही कुंजल शब्द बन गया। शास्त्रों में इस क्रिया का नाम गजकरणी प्रसिद्ध है। भक्ति सागर में इसके विषय में लिखा है-

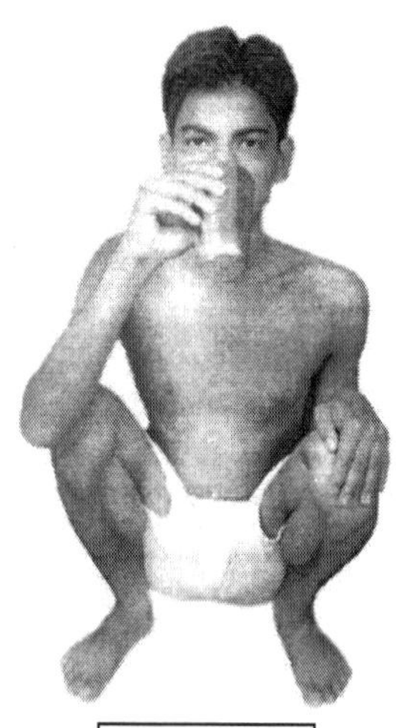

चित्र न – 1

गजकर्म याहि जानिए, पिये पेट भरि नीर।

फेरि युक्ति सों काढ़िए, रोग न होय शरीर।।

जिस प्रकार हाथीए सूंड से जल पीकर फिर सूंड द्वारा ही जल को बाहर निकाल देता है और अपने को सदा निरोग रखता है। उसी प्रकार मनुष्य भी कुंजल कर के अपने आपको निरोग रख सकता है। जैसे किसी बर्तन में पानी डालकर साफ करते हैंए उसी प्रकार पानी पीकर पेट (अन्नाशथ) साफ किया जाता है।

साधन- सहने लायक (कोसा पानी) गर्म जल साफ वस्त्र में छानकर पास रखें।

स्थिति- कागासन में बैठ जाएं, दोनों कोहनियाँ घुटने पर रहें। चित्र न0 1 देखें।

क्रिया- अब कागासन में बैठे हुए गिलास से पानी पीना आरम्भ करें और तब तक पानी पीते रहें, जब तक कि पेट पूर्ण न भर जाए या पीते-पीते वमन (क़ै) करने की इच्छा न होने लगे, जल पीने के पश्चात् दोनों पैरों को आपस में मिलाकर इस प्रकार खड़ें हो कि नाभि पर 90 अंश का कोण बन जाए।

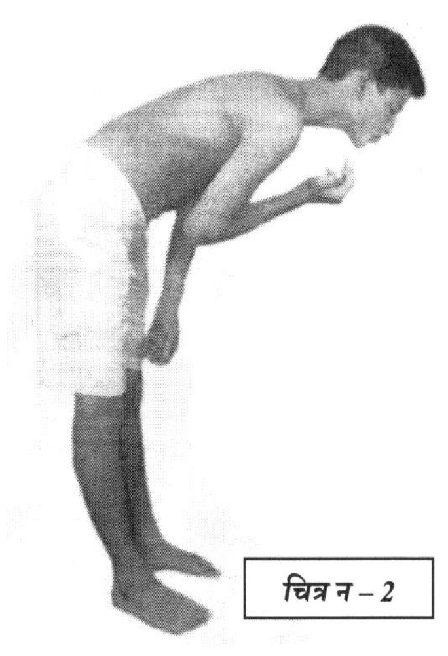

चित्र न – 2

तत्पश्चात्ए बायें हाथ को पेट पर रखकर दायें हाथ की तर्जनी, मध्यमा तथा अनामिका तीनों अंगुलियों को मिलाकर मुख के अन्दर वहाँ तक ले जाएँ, जहाँ तक दूसरी छोटी जीभ है। उस जीभ पर धीरे-धीरे तीनों अंगुलियों को सावधानी से घुमायें। जब पानी बाहर निकलने लगे, तब अंगुलियों को तुरन्त बाहर निकाल लें। जब तक पानी धार बांध कर निकलता रहे, तब तक अंगुलियों को छोटी जीभ पर घुमायें। ऐसा बार-बार करने से पेट का सारा पानी बाहर निकल जाएगा। सारा पानी बाहर निकल जाने की पहचान यह है कि जब अंगुलियाँ मुख में डालेंगे और उल्टी आने पर पानी न निकले तो यह समझना चाहिए कि पेट का सारा पानी बाहर आ गया है। ध्यान रहे कि क्रिया करते समय शरीर को अधिक ऊपर नीचे न करें। बैठकर तथा बिल्कुल सीधे खड़े होकर भी क्रिया नहीं करनी चाहिए, क्योंकि इससे हानि होती है।

विशेषः- अंत में जब खट्टा पानी कड़ुवा पानी निकले तो पुनः 1 या 2 बार गिलास गर्म पानी पीकर पुनः उसी प्रकार निकालें, ध्यान रहे कि कुंजल करने का पानी न ज़्यादा गर्म रहे और न ही ठंडा। यदि कुंजल करने से पहले स्नान नहीं किया है तो कुंजल करने के दो-ढाई घंटे पश्चात् ही स्नान करें। इससे पूर्व स्नान करने पर हानि की संभावना है।

समयः- कुंजल क्रिया सर्वदा (हमेशा) सूर्योदय से पहले शौच, स्नान आदि से निवृत्त होकर ही करनी चाहिए।

लाभः- इस क्रिया के करने से कपोल-दोष, मुख पर होने वाले फोड़े-फुन्सियाँ, दंत रोग, जिहवा रोग, हृदय रोग, खून की खराबी, वक्षः के व फेफड़ों के रोगों, कब्ज़, पित्त प्रकोप, वात-प्रकोप, कफ-प्रकोप, मन्दाग्नि, खाँसी, दमा, मुख सूखना, कण्ठमाल, रतौंधी आदि अनेकों बीमारियाँ दूर होती हैं। इसके अलावा इसके अनेकों अद्भुत लाभ हैं। इसका शिक्षण किसी योग्य गुरू ही से लेना चाहिए।

2. जलनेतिः

साधन- टांटीदार लोटा लें, जिसमें आधा किलोग्राम जल आ जाए। टोंटी का अग्रभाग ऐसा होना चाहिए, जो नासिका के छिद्रों में ठीक आ जाये। लोटे में सहने लायक गर्म जल लें तथा थोड़ा नमक (आधा चम्मच) मिलायें।

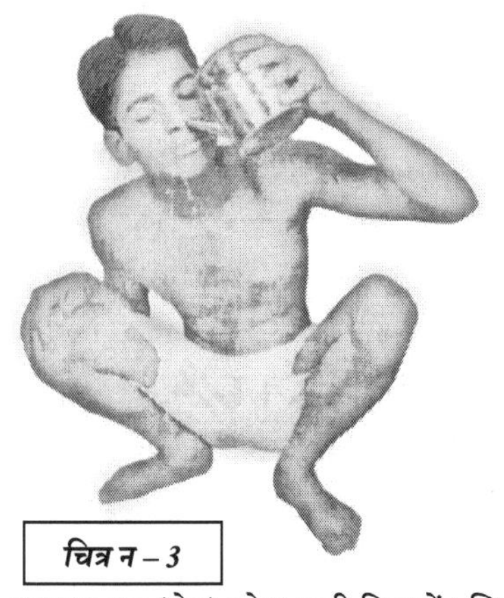

चित्र न – 3

स्थितिः- कागासन में बैठकर नमकीन गरम जल से भरे लोटे को उठा कर हथेली पर रखें।

क्रियाः-जो स्वर चलता हो, उस नासिकारन्ध्र में टांटी को लगायें। यदि दायें स्वर में टोंटी लगी हो तो बायीं तरफ सिर को यथा साध्य झुकायें। सिर झुकाते ही दूसरे नासिकारन्ध्र से पानी गिरने लगेगा। पहले नासिकारन्ध्र से जब आधा लोटा पानी निकल जाये, तब दूसरे से भी इसी प्रकार आधा (शेष) लोटा पानी निकालें। चित्र 3 देखें। ध्यान रहे कि क्रिया करते समय (पानी निकालते समय) मुख को खुला रखें और श्वास मुख से ही लें तथा छोड़ें। नाक से कभी भी (किंचित) श्वास न लें। नाक से श्वास लेने पर पानी ऊपर दिमाग़ में चढ़ने लगेगा और आप घबराकर नेति छोड़ देंगे।

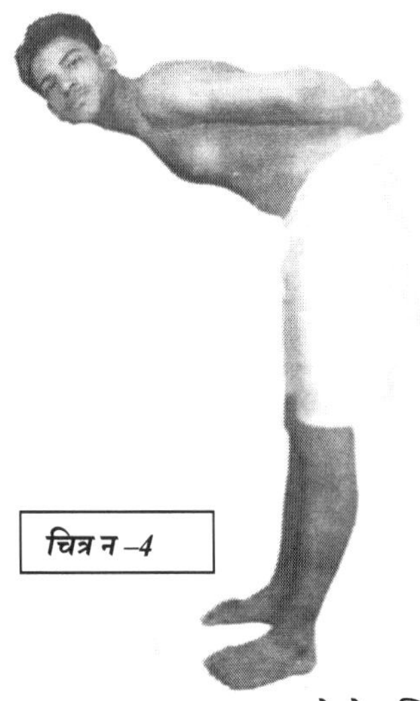

चित्र न –4

इसलिएए नाक से बिल्कुल भी श्वास न लें। तत्पश्चात् खड़े होकर इतना झुकें कि नाभि पर 90 अंश का कोण बन जाये। फिर ठुड्डी को कण्ठकूप से लगाकर सिर को दायें बायें तथा ऊपर नीचे झटके के साथ श्वास को छोड़ते हुए घुमायें। ऐसा करने से ऊपर चढ़ा हुआ पानी नासिका ग्रन्थ से निकल जायेगा। ध्यान रहे कि झुकने की स्थिति में दोनों हाथ कमर पर रहेगें। चित्र न0-4 देखें।

विशेषः- जलनेति करने के पश्चात् मस्त्रिका करना आवश्यक है। (मस्त्रिका करने की क्रिया के विषय में आगे प्रकरण में दिया हुआ है)।

लाभः- इसका अभ्यास करने से मस्तिष्क संबंधी सारे दोष दूर होते हैं। नेति के जितने भी लाभ लिखे जायें थोड़े हैं। कैसा भी सिरदर्द रहता है, तुरंत आराम होता है, अनिद्रा तथा अतिनिद्रा दूर होती है। बुद्धि तीव्र होती है, बालों का झड़ना तथा पकना दूर होता है। स्मरण शक्ति का विकास होता है नाक के समस्त रोग दूर होते हैं।

जैसे- नाक के अंदर के फोड़े और बढ़ा माँस (साइनस) इसके अभ्यास से ठीक हो जाते हैं। नज़ला, जुकाम आदि ठीक हो जाते हैं, नेत्र की ज्योति बढ़ती है, नेत्रों की लाली, आँख का आना, रतौंधी, धुन्ध, कीचड़, आदि सारे नेत्र विकार इसके करने से दूर होते हैं। पागलपन भी दूर हो जाता है। कान का बहना, कम सुनना, बिल्कुल न सुनना, कर्णमूल आदि सारे विकार दूर होते हैं। कहने का तात्पर्य यह है कि गले से ऊपर के सारे रोग दूर होते हैं।

जलनेति और सूत्रनेति का पारस्परिक संबंध है। इसलिए सूत्रनेति के बाद जलनेति करना आवश्यक है। जितने गुण सूत्रनेति में हैं वे सब जलनेति में भी हैं।

3. सूत्रनेति

सूत्रनेति का निर्माणः- बढ़िया बारीक 40 न0 का सूत्र लेकर लच्छी को दोनों ओर से काट दें। तत्पश्चात् लच्छी में से डेढ़ सूत मोटा सूत्र निकालकर एक बालिश्त और दो अंगुल लम्बाई में नाप लें। उसमें से एक धागा लेकर पानी में भिगों लें और नापी हुई जगह पर उसे तीन लपेटा देकर बाँध दें। बचे हुए भाग को चाकू से काट डालें। तत्पश्चात् नापे हुए एक बालिश्त दो अंगुल बाले सूत्र के सिरे को पकड़ कर उसके तीन विभाग कर लें। पुनः प्रत्येक विभाग के मध्य से ऊपर की ओर चाकू से इस प्रकार बारीक करें कि नीचे से ऊपर का भाग 1/4 हो जाए। फिर जल में पूर्णतया भिगोकर दो लड़ियाँ लेकर आपस में रस्सी की भाँति बट लें। तत्पश्चात्ए तीसरी लड़ी को भी इस प्रकार मिलाकर बटे कि तीनों मिल कर एक सुन्दर रस्सी बन जाए। बटे हुए हिस्से को ऊपर महीन पतले धागे से इस प्रकार बांध दे कि आगे के हिस्से का धागा काटने पर रस्सी न खुलने पाए। अब बिना बटे हुए विभाग को डेढ़ बालिश्त नाप कर काट डालें और सारे सूत्रों को आठ दस विभागों में बाँट दें। उसके बाद नेति को पूर्ण सूखा लेने पर शुद्ध शहद के छत्ते से निकाला हुआ मोम लेकर उसे किसी कटोरी में खूब गर्म करें और बटे हुए भाग को उसमें डूबो दें। ऐसा करने से बटे हुए भाग में मोम भीतर तक प्रविष्ट हो जाएगा और नेति जाएगी। मोम लगाने के बाद उस बटे हुए हिस्से को इस प्रकार हाथों से मलें कि वह गोल हो जाये। ध्यान रहे कि केवल बटे हुए सूत्र में ही मोम लगे। बिना बटे हुए सूत्र में किंचित भी मोम न लगे।

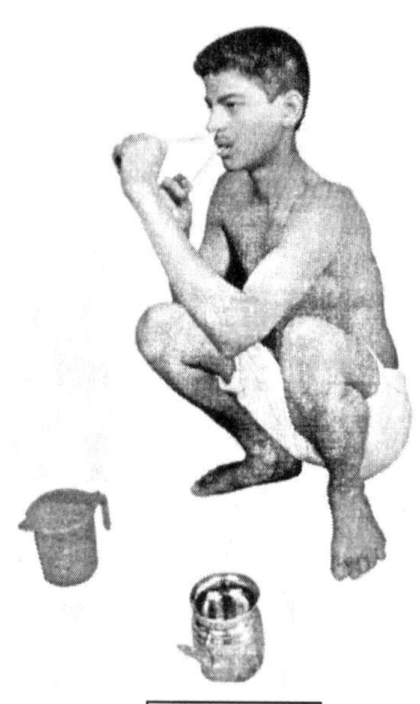

चित्र न – 5

विधिः- सूत्रनेति को गर्म तथा नमक डाले हुए पानी में पूर्णतया भिगोएं, ध्यान रहे कि मोम लगे विभाग को गर्म पानी में नहीं भिगोएंए केवल सूत्र वाले भाग को ही

भिगोना है। मोम वाले भाग को ठंडे पानी से साफ करें। अब बटे अर्थात् मोम वाले विभाग को आगे से अर्धचक्राकार बना कर कागासन में बैठे हुए ही दोनों हाथों से धीरे-धीरे एक नासिकारन्ध्र में (जो स्वर चलता हो) डालें। जब गले में नेति आ जाए तो तर्जनी और मध्यमा दोनों अंगुलियों को गले (कंठ) के अन्दर ले जाकर नेति के बटे हुए भाग को आगे से पकड़ कर धीरे-धीरे मुख के बाहर लायें। पुनः दूसरी सूत्रनेति भी दूसरे नासिकारन्ध्र में पहले की तरह ही डाल कर मुख के बाहर निकाल लें। फिर एक हाथ से दोनों नेति के बटे हुए भाग को पकड़ कर और दूसरे हाथ से नेति के बिना बटे भाग को पकड़ कर धीरे-धीरे जैसे दही बिलायो जाता है, ऐसे पाँच सात बात करके मुख के द्वारा दोनों नेति बाहर निकाल लें। जैसे चित्र न0-5 में हैं।

मिट्टी जु सूत मंगाय है, मोटी बांटै डोर।
ऊपर मोम रमाय कै, साधै उठकर भोर।।
साधै उठ कर भोर, डेढ़ बालिश्त की कीजै।
ताको सीधी करै, हाथ अपने में लीजै।
नासारन्ध्र में मेल कर, खीचै अंगुली दोय।
फेरि बिलोवन कीजिए, नेति कहिये सोय।

दोहा:- नाक, कान, अरू, दाँत को, रोग न व्यायै कोय।
उज्ज्वल होवैं नैन ही, नित नेती करि सोय।।

विशेष:- सूत्रनेति करने के एक घंटा पश्चात् गाय का शुद्ध घी मामूली गर्म करके दस-दस बूँद दोनों नासिकारन्ध्रों में डालें। रात्रि में विश्राम करने के समय धृत डालने पर विशेष लाभ होता है।

4. धृतनेति

कागासन में बैठकर जलनेति के समान ही टोंटी वाले लोटे में सहने योग्य गर्म घी (हल्का गर्म) डाल कर मुख को सीधा रखते हुए एक नासिकारन्ध्र में टोंटी लगायें। दूसरे

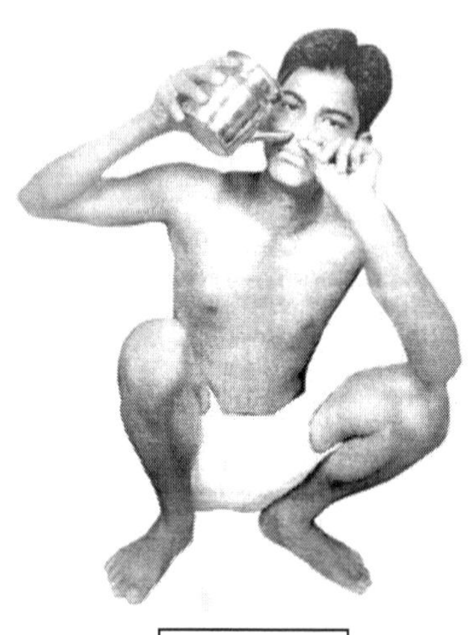

नासिकारन्ध्र को अँगूठे से बन्द करके सिर को किंचित ऊपर उठायें। ऐसा करने से घी मुख में जाने लगेगा। उसे धीरे-धीरे पीते जायें। शक्ति अनुसार ही घी की मात्रा रखनी चाहिए, जिससे वह आसानी से पच जाए। ध्यान रहे कि जलनेति के बार भस्त्रिका से नाक को पूर्णतया साफ करने के बाद ही धृतनेति करें। चित्र न0-6 देखें।

विशेषः- सूत्रनेति और जलनेति की भांति ही इसके लाभ हैं। विशेषकर नाक से खून आने वालों के लिये यह परम उपयोगी है।

चित्र न – 6

5. कपालभांति (भस्त्रिका)

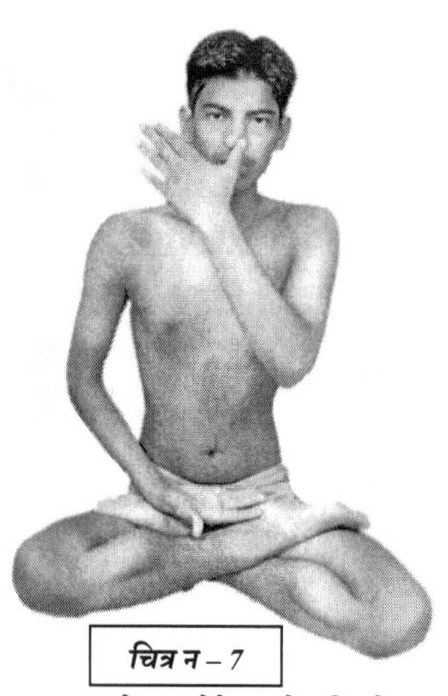

चित्र न – 7

पद्मासन में बैठकर दायें हाथ की अनामिका और मध्यमा अंगुलियों से नासिका के बायें स्वर को और अंगूठे से दाहिने स्वर को बंद करें।

क्रिया- अंगूठा हटाकर बायें स्वर को बन्द किए हुए ही दायें स्वर से यथासाध्य बलपूर्वक रेयक करें। फिर तुरन्त दायें स्वर को दबा कर बायें स्वर से रेयक करें। पुनः बायें स्वर से ही पूरक करके दायें से पहले की भाँति रेयक करें। इस क्रिया को बार-बार इसी प्रकार करें। ध्यान रहें कि क्रिया करते समय जब श्वास का पूरक हो तो पेट फूले तथा श्वास रेयक होने पर पेट पिचके। आरम्भिक क्रम 25 बार। चित्र न0-7 देखें।

लाभः- लोहार की धौंकनी के समान अधिक वेग से रेयक पूरक करने को कपालभांति कहते हैं। यह बीस प्रकार कफ दोषों को सुखाने वाली है। निदान ग्रन्थ में कहा है- ''कफरोगाश्च विंशतिः।''

जलनेति के पश्चात् यह क्रिया अवश्य करनी चाहिए, जिससे नासिका के भीतर का पानी सूख जाये तथा नासिका व श्वास नली में कोई कफ आदि रूका है तो वो भी इसके करने से बाहर आ जाता है। जिससे कपाल की भी शुद्धि हो जाती है।

6. नोलक्रिया

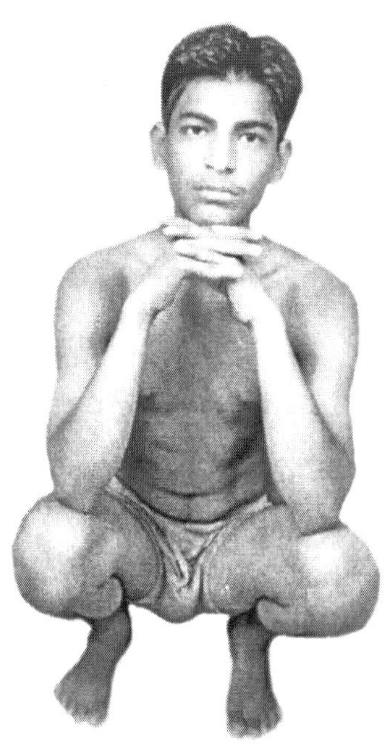

चित्र न – 8

किसी पहाड़ी प्रान्त की शुद्ध नदी, झरने या जलाशय में, शुद्ध जल वाले तालाब में अथवा किसी बड़े टब में शुद्ध ठंडा पानी रखकर वस्ति-कर्म करना चाहिए। बांस की 6 अंगुल लम्बी एक नली लें, जिसके अन्दर एक छिद्र हो, जो हाथ की सबसे छोटी अंगुली (कनिष्ठका) से बड़ा न हो। उसके ऊपर पतले हिस्से को इस प्रकार पत्थर पर घिसें कि वह खुरदरा न रहे। तत्पश्चात् उसके ऊपर घी लगाकर रख लें और क्रिया करते समय कागासन में बैठकर मध्यमा अंगुली में घी लगाकर गणेश क्रिया करें। अर्थात् गुदा के अन्दर मध्यमा अंगुली डालकर वहाँ का मल निकाल कर पानी से बार-बार धोयें। इसे ही गणेश क्रिया कहते हैं। तत्पश्चात् घी लगी हुई नली लेकर उसके पतले हिस्से को चार अंगुल गुदा के अन्दर धीरे-धीरे ले जायें। गणेश क्रिया करने पर गुदा के अन्दर नली प्रवेश करने में कोई कठिनाई नहीं होगी।

स्थितिः उल्कटासन में बैठ कर दोनों कोहनियों को घुटने पर रखते हुए अंगुलियाँ एक दूसरे के पंजे में कस कर बाँध लें। चित्र न0-8 देखें। नाभि पर्यन्त जल उल्कटासन में

ही बैठे हुए नल (नौलि) निकालें। ऐसा करने से स्वतः ही पानी ऊपर चढने लगेगा जब तक नल निकालें रहेंगे तब तक पानी ऊपर ही चढ़ता जायेगा, नल छोड़ते ही नली से पानी बाहर आने लगेगा जब नल छोड़ते ही नली से पानी बाहर आने लगेगा। इसलिए तुरन्त ही हाथ के अंगूठे से नली के मुख को बन्द कर देना चाहिए। तत्पश्चात्ए धीरे-धीरे नली को बाहर निकालें और उठ खड़े हों। नली को किसी शुद्ध स्थान में रखकर बार-बार नौलि को घुमायें। ऐसा करने से मल और पानी मिलकर मलाशय में एकत्र हो जायेगा। पुनः घुटने पर हाथ रख कर उसे बाहर छोड़ दें। ऐसा करने से पानी के साथ मल भी बाहर निकल जायेगा।

इस क्रिया को क्रम से चार-पाँच बार करना चाहिये। पाँचवी बार सफेद पानी ही आयेगा। पुनः मयूरासन से पानी, मल, वायु सबको निकालने का प्रयत्न करें। चित्र न0 9 देखें। वस्ति के मध्य और अंत में मयूरासन न करने से कुछ वायु तथा पानी का अंश अन्दर रहने की संभावना रहती है, जिससे लाभ के स्थान पर हानि भी हो सकती है। अतः मयूरासन अवश्य करना चाहिए, लिखा भी है-

नीर गुदा सो खैंचि करि, याम्से उदर मझार।
कछुक डोल अस बैठ करि, फिर दे ताहि निकार।।
यहि जु बस्ति कर्म है, गुरू बिन पावै नाहिं।
लिंगन्गुदा के रोग जो गर्मी के नाशि जाहिं।।

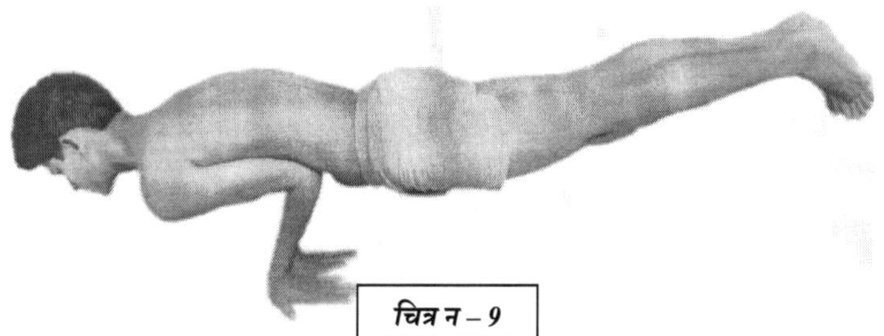

चित्र न – 9

लाभः- इस क्रिया को करने से गुल्म, प्लीहा, यकृत (लीवर), आँख के रोग, 25 प्रकार के प्रमेह, गर्मी आतशक, सूजाक, मन्दाग्नि, कब्ज़, बदहज़मी, मोटापा, बवासीर, भगन्दर, मस्से, फोड़े आंत की गर्मी, आँख आना, मलाशय तथा बड़ी आंत सम्बन्धी

सारे विकार दूर होते हैं। तथा चित्त में प्रसन्नता आती है। सिरदर्द, दिमाग की कमज़ोरी, पागलपन, स्मरण शक्ति की कमी, बालों का पकना आदि दोष दूर होते हैं

यौगिक सूक्ष्म व्यायाम

शरीर के सूक्ष्म से सूक्ष्म (छोटे से छोटे) अंगों को शक्तिशाली बनाने के लिए जो क्रियाएँ की जाती हैं उन्हें ही यौगिक सूक्ष्म-व्यायाम कहते हैं। यौगिक सूक्ष्म व्यायाम अनेक प्रकार के हैं लेकिन यहाँ पर मानव शरीर के मुख्य-अंगों (विभागों) की क्रिया का ही वर्णन कर रहे हैं जो निम्न हैं-

1. प्रार्थना

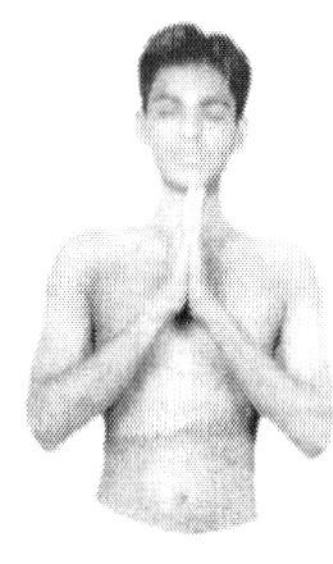

स्थितिः सीधे खड़े होकर, दोनों पैरों को मिलाकर तथा दोनों हाथों को भी मिलाकर हृदय के ऊपरी विभाग में स्थित करें। तत्पश्चात् दोनों अंगूठों को कण्ठकूप से मिलाकर दोनों भुजबल्लियों से बलपूर्वक वक्षः स्थल को दबायें तथा आँखे बंद रखें।

क्रियाः मन से चित्तवृत्तियों को हटाकर प्रभु से प्रार्थना करें अर्थात् एक स्वरूप का ध्यान करें। ज्यों-ज्यों मन एकाग्र हो, भुजबल्लियों (बाजूओं) तथा हथेलियों को ढीला करें। चित्र न0-1 देखें।

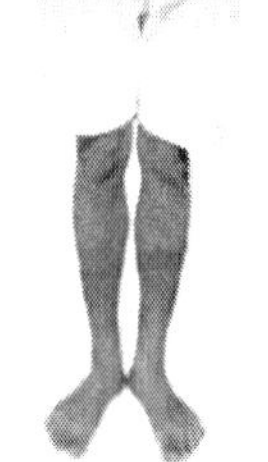

चित्र न – 1

लाभः इस क्रिया के अभ्यास से मानसिक विकारों की निवृत्ति, मनोवहा नाड़ी की उर्ध्वगति, इष्टानुकम्पा की प्राप्ति और शरीर के अनेक रोगों की निवृत्ति होती है। विशेषतया यह क्रिया चित्त की एकाग्रता के लिए बहुत उपयोगी है। यह आत्मसाक्षात्कार एवं परम शांति की प्राप्ति का अचूक साधन है।

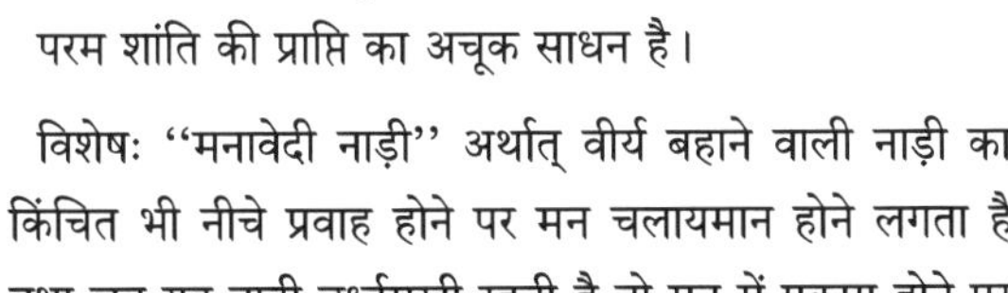

विशेषः ''मनावेदी नाड़ी'' अर्थात् वीर्य बहाने वाली नाड़ी का किंचित भी नीचे प्रवाह होने पर मन चलायमान होने लगता है तथा जब यह नाड़ी उर्ध्वमुखी रहती है तो मन में एकाग्र होने पर ही संपूर्ण इन्द्रियाँ (चित्तवृत्तियाँ) अपने वश में रहती है। अपने जीवन में किसी भी विषय पर पूर्ण सफलता पाने के लिए मन की एकाग्रता रखना परमावश्यक है।

2. उच्चारण-स्थल तथा विशुद्ध-चक्र की बुद्धि

स्थितिः दोनों पैर परस्पर मिले हुए हों, पैरों से लेकर स्कन्ध तक का भाग सीधा रखकर ग्रीवा को समावस्था से आधा अंगुल पीछे की ओर झुकाते हुए आँखां को खोल कर सामने देखते हुए मुख को बंद रखें। चित्र न0 -2 देखें।

क्रियाः चित्र न0-2 की स्थिति में खड़े होने के बाद क्रिया शुरू करने से पूर्व दोनों हाथों को स्वाभाविक रूप से नीचे लाकर उच्चारण स्थल पर ध्यान रखते हुए दोनों नासिकारन्ध्रा से लम्बे-गहरे श्वास-प्रश्वांस करें। प्रारंभ में इस क्रिया को 10 से 15 बार तक करें। चित्र न0-3 देखें।

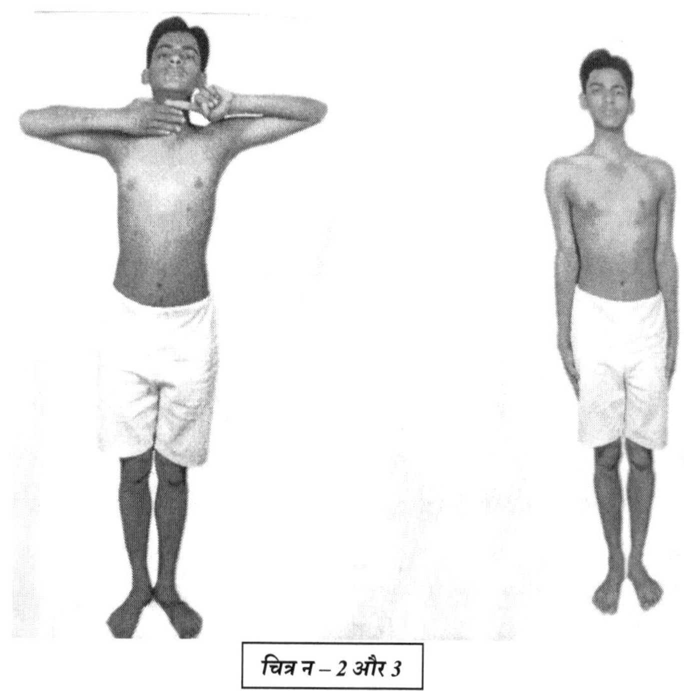

चित्र न – 2 और 3

विशेषः कण्ठकूप से हाथ के चार अंगुल मापकर ठुड्डी और दृष्टि को सम रखने की अवस्था को ग्रीवा की समवस्था कहते हैं।

लाभः कण्ठ के अंदर जिस स्थान से शब्दों का उच्चारण होता है, वहाँ पर जो वात, पित्त, कफ, मज्जा, आदि अनुपयुक्त पदार्थों का संग्रह होता है, इसके करने से उसकी निवृत्ति होती है। तोतलापन दूर होता है, उच्चारण, बोलने व विचार करने की शक्ति बढ़ती है। संगीत का अभ्यास करने वालों के लिए अति उत्तम है।

3. बुद्धि तथा धृत-शक्ति-विकासक

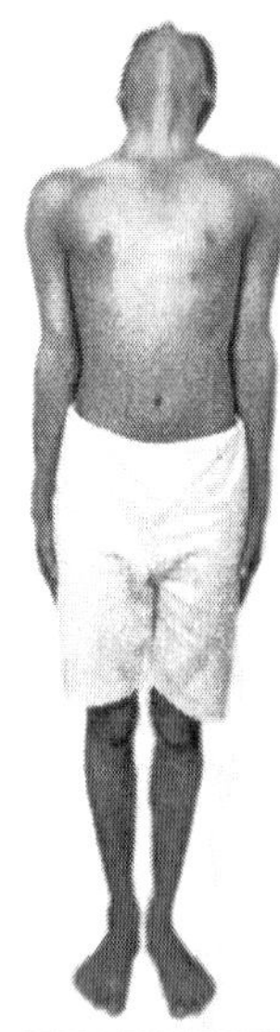

चित्र न – 4

स्थितिः दोनों पैर परस्पर मिलें हों, पैरों से स्कन्ध (कंधो) तक का विभाग सरलता से सीधा रखते हुए मुख बंद कर के सिर को गर्दन के पीछे की ओर पूर्ण रूप से झुकायें, नेत्रों को खोल कर, आकाश की ओर देखते हुए खड़े रहें।

क्रियाः शिखामण्डल में ध्यान रखते हुए दोनों नासिकारन्ध्रों से यथाशक्ति लम्बे-गहरे श्वास-प्रश्वास करें। यह क्रिया आरम्भ में 10-15 बार करें। चित्र न0- 4 देखें।

लाभः शिखास्थान के नीचे बुद्धि-स्थल साधारण गाय के खुर के परिणाम वाला है। इस बुद्धिमण्डल के अंदर घड़ी की सुंई के समान एक नाड़ी निरंतर घूमती रहती है, जो कि सभी इन्द्रियों और अंग-प्रत्यंगों को ज्ञान प्रदान करती है। उसमें कफ आदि की विषमता होने पर नाड़ी की गति अवरूद्ध हो जाती है। इस क्रिया के अभ्यास से समस्त दोष दूर हो जाते हैं और बुद्धितत्व की विशुद्धि, धृति-शक्ति की वृद्धि तथा सद्बुद्धि प्रदान करने वाले ज्ञान तंतुओं की जागृती होती है।

4. स्मरण-शक्ति-विकासक

स्थितिः दोनों पैर परस्पर मिले हुए हों, पैरों से कन्धों (स्कन्ध) तक का विभाग सरलता से सीधा रखकर पैरों के अंगूठों से डेढ़ गज की दूरी पृथ्वी पर नीचे की ओर दृष्टि जमा कर खड़े हों।

क्रियाः ब्रह्मरन्ध्र (सहस्रारबिन्द) से ध्यान रखते हुए, आंतरिक बलवेग प्रदान करते हुए श्वांस-प्रश्वांस करें। प्रारम्भिक क्रम 10 से 15 बार तक। चित्र न0-5 देखें।

लाभः मस्तक और शिखा स्थान के मध्य मस्तिष्क (स्मृति मण्डल) में कफ आदि की विषमता से उत्पन्न होने वाले पागलपन, भंराति, विस्मृति, उन्माद आदि रोगों की निवृत्ति होती है तथा स्मरणशक्ति (याद्दाश्त) का विकास प्रदान करती है। यह क्रिया विद्यार्थियों, कलाकारों व वकीलों के लिए परम उपयोगी है।

5. मेधा-शक्ति-विकासक

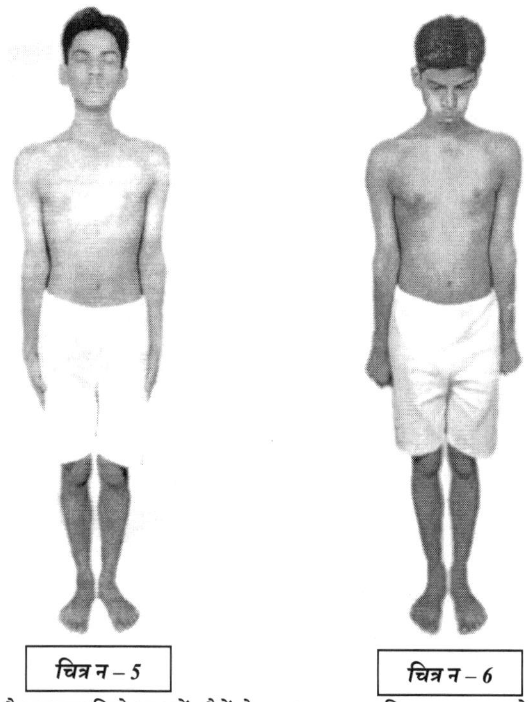

चित्र न – 5

चित्र न – 6

स्थितिः पैर परस्पर मिले हुए हों, पैरों से स्कन्ध तक का विभाग सरलता से सीधा रखकर आँखे बंद करके ठुड्डी कण्ठकूप से लगा कर खड़े रहें।

क्रियाः गले के पीछे गढ़ीले स्थान, मेधाचक्र पर ध्यान रख आंतरिक बल प्रदान करते हुए लोहार की धौंकनी की भांति उच्च स्तर से श्वास-प्रश्वांस करें। आरम्भिक क्रम 10 से 15 बार करें। चित्र न0 6 देखें।

लाभः इस क्रिया से मेधा-स्थान में होने वाले कफ आदि दोषों का विनाश होता है। परम प्रेम तथा आकर्षण-शक्ति की प्राप्ति होती है और प्राण सुषुम्नावाही होता है। इस क्रिया के करने से जालन्धर बंध लगाने से ऊपर सहस्रारबिन्दु से टपकले वाला अमृत बिन्दु जठराग्नि से भस्म नहीं होता और प्राणवायु का निरोध करके कुण्डलिनी शक्ति को जागृत करता है।

विशेषः उपयुक्त एक से पाँच तक की समस्त क्रियाओं से मस्तिष्क में उत्पन्न होने वाले वात, पित्त, कफ आदि दोष जो विस्मृति, विक्षेप, बुद्धिमान्ध आदि रोगों के कारण बनते हैं उनका नाम होता है तथा समस्त चक्रों की शुद्धि तथा ग्रन्थि विभेदन हो जाता है।

6. नेत्र-शक्ति-विकासक

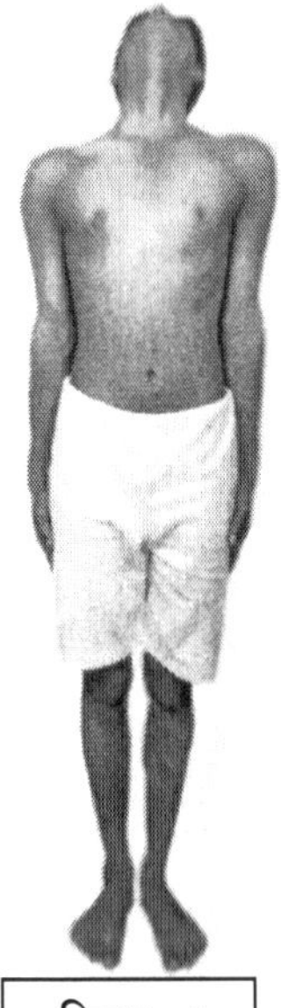

चित्र न – 7

स्थितिः पैर परस्पर मिले हुए हों, पैरों से स्कन्ध तक का हिस्सा सरलता से सीधा रखते हुए ग्रीवा को पूर्ण रूप से पीछे झुका कर खड़े रहें।

क्रियाः दोनों नेत्रों से पूर्णतया आंतरिक बल प्रदान करते हुए गर्दन को पीछे कर के भ्रूमध्य में बिना पलक झपके देखते रहें। जब आँखों (नेत्रों) में थकावट प्रतीत हो अथवा नेत्रों में आँसू (पानी) आने को हो तो गर्दन नीचे को सीधी करके दायें हाथ की अंगुलियों व अंगूठे से नेत्रों को बन्द करके हल्का सा मलन करें। 4-5 बा करें। चित्र न0-7 देखें।

लाभः इस क्रिया के अभ्यास से नेत्रों में होने वाले समस्त दोषों की निवृत्ति हो जाती है ओर कम से कम 40 दिन निरन्तर अभ्यास करने से चश्मा लगाने वालां का चश्मा भी उतर जाता है तथा स्वाभाविक नेत्रदृष्टि प्राप्त होती है।

7. कपोल-शक्ति-विकासक

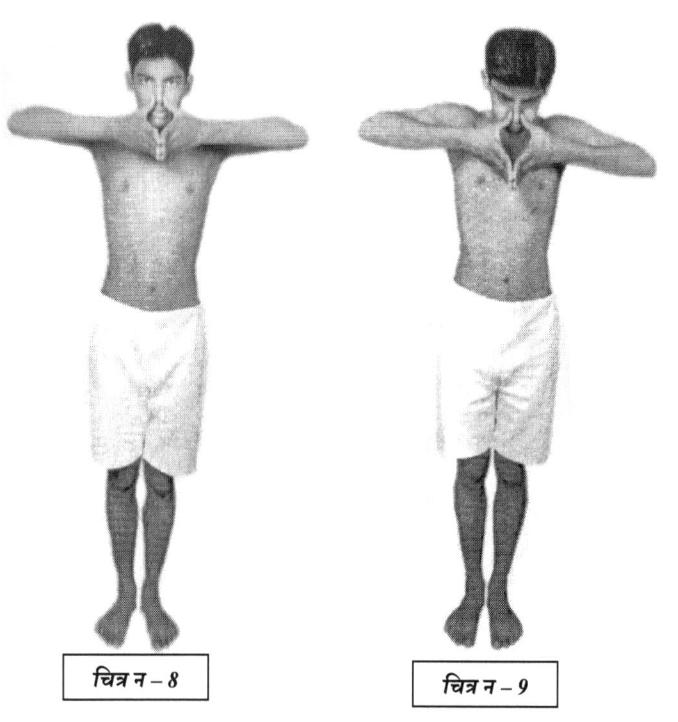

चित्र न – 8

चित्र न – 9

स्थितिः पैर परस्पर मिले हुए हों, पैरों से स्कन्ध तक का विभाग सरलता से सीधा रख कर दोनों हाथों की आठों अंगुलियों के अग्रभाग को आपस में मिला कर दोनों अंगूठों से दोनों नासिकारन्ध्रों को बन्द करके खड़े रहें। चित्र न0-8 देखें।

क्रियाः मुख को कौवे की चोंच के समान छोआ बना कर बाहर की वायु को सुर-सुर शब्द की आवाज़ करते हुए बलपूर्वक अन्दर खींचे। श्वास खींचते समय दोनों नेत्र खुले रहने चाहिए। तत्पश्चात् गालों को पूर्ण फुलाकर नेत्रों को बन्द करके कण्ठकूप से लगायें। हाथों की कनिष्ठ अंगुलियाँ वक्षस्थल को स्पर्श करेंगी तथा दोनों बाजू वक्षस्थल के सामने सीधे रहेंगे। जब तक आराम से कुम्भक कर सकें करें, उसके पश्चात् ग्रीवा को सीधा

(समावस्था) लाकर दोनों नेत्रों को खोलकर दोनों नासिकारन्ध्रों द्वारा अन्दर की वायु धीरे-धीरे बाहर निकालें। आरंभिक क्रम 4-5 बार करें। चित्र न0-9 देखें।

लाभः इस क्रिया के करने से कपोलों पर लाली आ जाती है। दाँतों की पुष्टि होती है, पायरिया, पीप, आदि मुख के संपूर्ण रोग ठीक होते हैं, मुख से दुर्गन्ध भी कुछ दिन के अभ्यास से चली जाती है। चिपके तथा झुर्रियाँ पड़े गाल भर जाते हैं। चेहरें पर अद्भुत कांति तथा आकर्षण आ जाता है, कपोलों पर होने वाले मुहाँसे फुन्सियाँ आदि ठीक हो जाती है। इसे शास्त्रों में काकी मुद्रा भी कहते हैं। इसके अभ्यास से मनुष्य काक की भांति रोग रहित और दीर्घायु हो जाता है।

प्रायः देखा गया है कि गर्मी के मौसम में कौआ उड़ते-उड़ते जब प्यास से व्याकुल हो जाता है, तब चोंच खोलकर वायु पीने लगता है। इससे उसकी प्यास शांत हो जाती है। इसी प्रकार यदि मनुष्य भी इसे विधिपूर्वक करे तो इसके द्वारा शरीर में शीतलता आ जाती है तथा प्यास भी नही लगती तथा अनेकों प्रकार के रोग ठीक हो जाते हैं।

8. कर्ण-शक्ति-विकासक

स्थितिः पैर परस्पर मिले हुए हों, पैरों से स्कन्ध तक का विभाग सरलता से सीधा रख कर खड़े रहें।

क्रियाः मुख बन्द करके दोनों अंगूठों से दोनों कर्णरन्ध्रो (कानो) को बन्द करें। तर्जनी अंगुलियों (पहली अंगुली) से दोनों नेत्र बन्द करें। दोनों मध्यमा अंगुलियों से दोनों नासिकारन्ध्रो को बन्द करें। दोनों अनामिका तथा दोनों कनिष्ठिका अंगुलियों से मुख बन्द करके फिर मुख को कौवे की चोंच के सदृश बनाकर (चित्र न0-10 की भाँति) बाहर की वायु को अंदर खींच कर गाल फुलाते हुए जालान्धर-बंद लगायें। यथाशक्ति कुम्भक करने के बार ग्रीवा को समावस्था में लाते हुए दोनों नेत्रों को खोल कर धीरे-धीरे अन्दर की वायु को बाहर निकालें। आरंभिक क्रम 4-5 बार। चित्र न0-11 देखें।

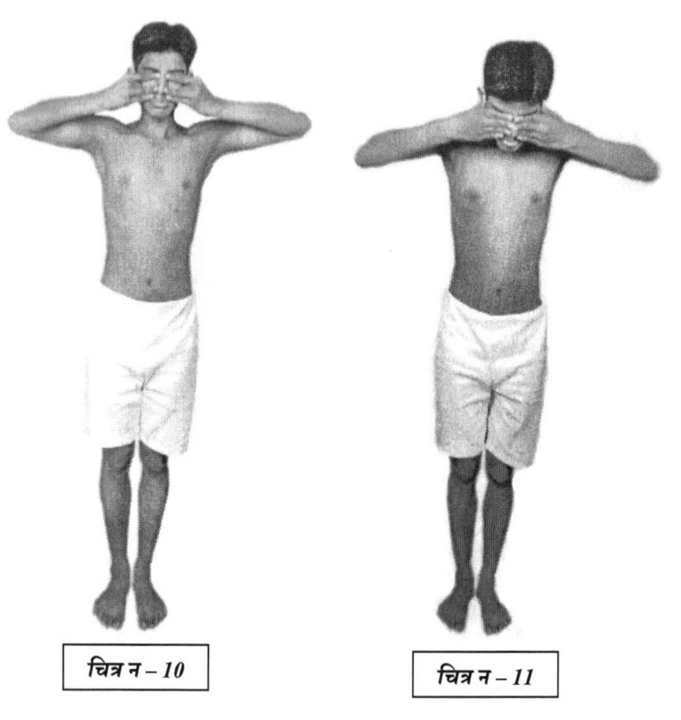

चित्र न – 10

चित्र न – 11

लाभः इस क्रिया के अभ्यास से कान में होने वाले समस्त रोगों की निवृतित होती है। श्रवण- शक्ति की वृद्धि एवं बहरापन दूर होता है। इसके निरंतर करने से दोनों कान, दोनों नासिकारन्ध्रों, दोनों नेत्रों और मुखद्वार का निरोध करने पर सुषुम्ना का मार्ग शुद्ध हो जाता है तथा शुद्ध नाद सुनाई पड़ते हैं।

9. ग्रीवा-शक्ति-विकासक (1 से 3 तक)

ग्रीवा शक्ति विकासक के तीन भाग हैं-

1. **स्थितिः पैर परस्पर मिले हुए हों, पैरों से स्कन्ध तक का विभाग सरलता से सीधा रख कर खड़े रहें।**

क्रियाः (क) मुख ग्रीवा को ढीला करके क्रम से दायीं ओर तथा बायीं की ओर देखें यदि सरवाइकल (स्पांडलाईटस) या अन्य कोई गर्दन की बीमारी हो तो गर्दन में झटका नहीं दें बल्कि बहुत ही आराम से धीरे-धीरे करें। आरंभिक क्रम 10 बार। चित्र न9-12 देखें।

क्रियाः (ख) पूर्व परिस्थिति में खड़े होकर ग्रीवा को धीरे-धीरे क्रमशः आगे-पीछे ले जाएं। जब ग्रीवा पीछे जाये तो पृष्टभाग पीछे मिल जाये और आगे आने पर ठुडडी कण्ठकूप से मिले। श्वास साधारण रहे। आरंभिक क्रम 10 बार। चित्र न0-13 देखें।

1. **स्थितिः पैर परस्पर मिले हुए हों, पैरों से स्कन्ध तक का विभाग सरलता से रखते हुए मुख बंद रहे तथा नेत्र खुले हुए रहें।**
2. **क्रियाः ठुड्डी को कण्ठकूप से लगा कर गले को बलपूर्वक कड़ा करते हुए बायीं ओर आवृताकार घुमाते हुए पूर्व स्थिति में आ जायें। श्वास की गति साधारण रहेगी। आरंभिक क्रम 5 बार। चित्र न0-14 देखें।**

विशेषः ध्यान रहे कि क्रिया करते समय स्कन्ध ऊपर न उठे और गले को घुमाते समय कानों को स्कन्ध से मिलाने का प्रयत्न करें।

3. स्थितिः पैर परस्पर मिले हुए हों, पैरों से सिर तक का विभाग सरलता से सीधा रख कर खड़े रहें।

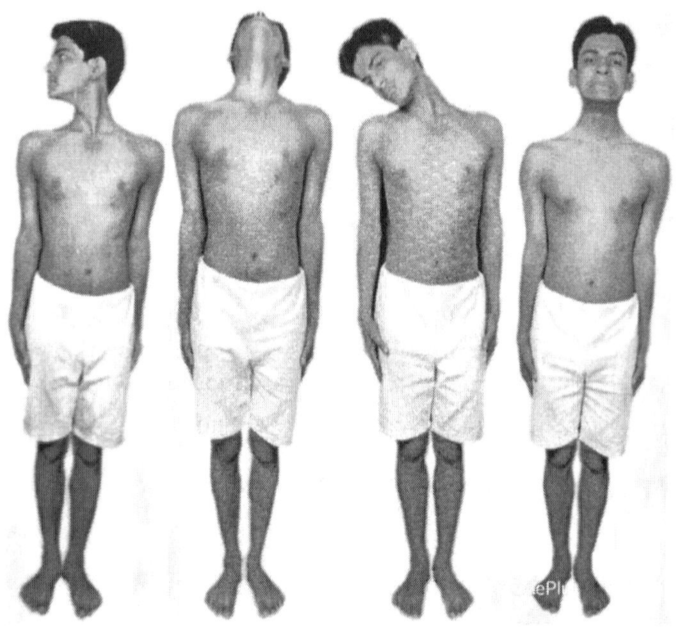

चित्र न – 12, 13, 14, 15

क्रियाः दोनों नासिकारन्ध्रो से बलवेगपूर्वक श्वास-प्रश्वांस इस प्रकार करें कि क्रिया करते समय गले की सारी नसें दिखलाई पड़ें, और जब श्वास खींचे तक पेट फूले और जब श्वास छोड़े तब पेट पिचके। आरंभिक क्रम 10 बार। चित्र न0-15 देखें।

लाभः उपयुक्त ग्रीवा की तीनों क्रियाओं से ग्रीवा संबंधी सारे दोष दूर हो जाते हैं। ग्रीवा की स्थूलता नष्ट हो जाती है। इस क्रिया के अभ्यास से ग्रीवा सुन्दर, सुडौल तथा आकर्षक हो जाती है। गले के सारे विकार नष्ट हो जाते हैं। इस क्रिया के निरंतर अभ्यास करने से गले पड़ना (टान्सिल) कण्ठमाला, गलगण्ड आदि बिना आपरेशन कराये ही ठीक हो जाते हैं।

10.स्कन्ध तथा बाहु मूल-शक्ति-विकासक

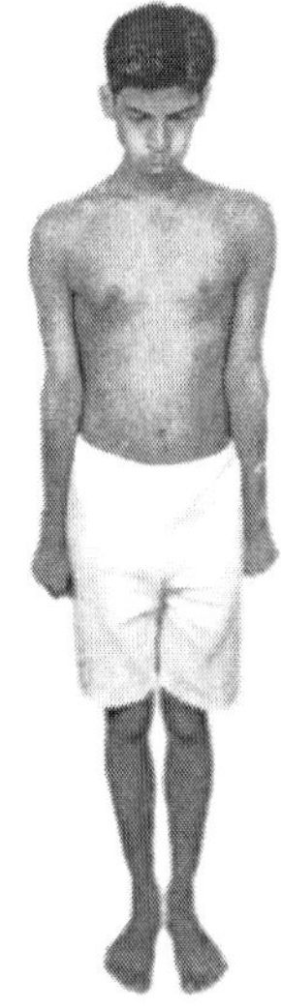

चित्र न – 16

स्थितिः पैर परस्पर मिले हुए हों, पैरों से स्कन्ध तक का विभाग सरलता से सीधा क्रियाः मुख को छोटे कौंवे की चोंच जैसा बनाकर बाहर की वायु को भीतर खींचते हुए गाल फुला कर ठुड्डी कण्ठकूप में लगायें। फिर दोनों भुजाओं को कड़ाकर के बलपूर्वक ऊपर नीचे ले जायें तथा क्रिया के समय में श्वास रोके रखें। तत्पश्चात् गला सीधा करके पूर्व स्थिति में आकर नेत्र खोलें और नासिकारन्ध्रों से धीरे-धीरे वायु निकाल दें। इसी प्रकार इस क्रिया को आरम्भ में 5 बार करें। चित्र न0-16 देखें।

लाभः इस रखकर इस प्रकार मुट्ठी बांधकर खड़े हों कि अंगूठे मुट्ठियों के अन्दर रहें।

क्रिया के अभ्यास से स्कन्ध की हड्डियाँ मांसपेशियाँ, नस-नाड़ियाँ शुद्ध एवं सुडौल होकर अंग प्रत्यंग की पुष्टि करती है।

11.भुजबंध-शक्ति-विकासक

स्थितिः पैर परस्पर मिलें हों, पैरों से स्कन्ध तक का विभाग सरलता से सीधा रखकर इस प्रकार मुट्ठियाँ बांधे कि अंगूठे अन्दर रहें। भुजाओं को कोहनी से इस प्रकार मोड़ें कि 90 अंश का कोण बन जायें। चित्र-17 देखें।

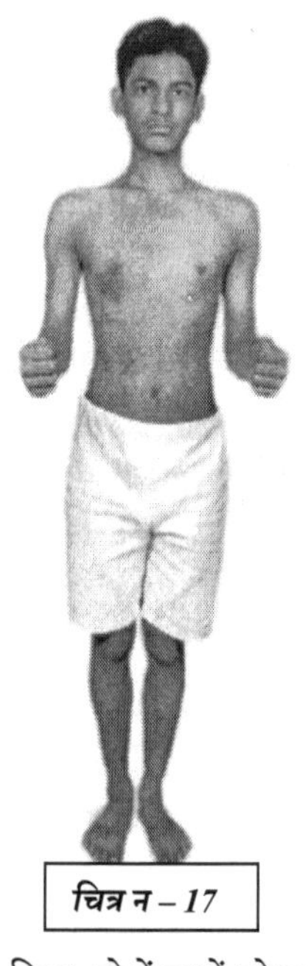

चित्र न – 17

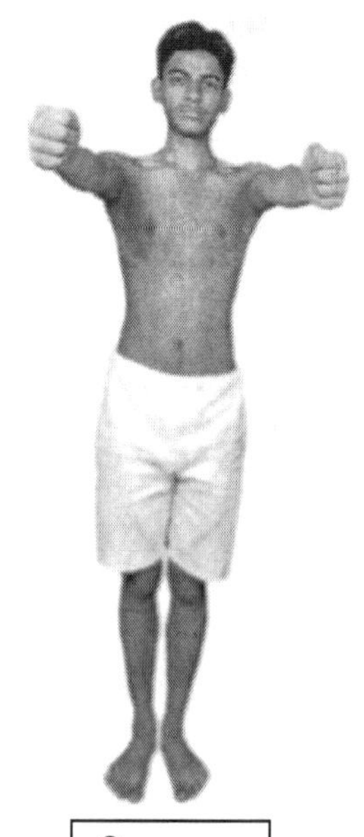

चित्र न – 18

क्रियाः दोनों हाथों को बलपूर्वक वक्षःस्थल के सामने झटके से ले जायें तथा वापस ले आयें। पीछे वापिस आते समय कोहनी पूर्व स्थिति से किंचित् भी पीछे न जाये। आगे बढ़ाते समय भुजाएँ पृथ्वी के समानान्तर रहें तथा मुट्ठियाँ सीधी रखें। अंगूठे का भाग ऊपर की ओर रहे। क्रिया करते समय श्वास की गति साधारण ही रहेगी। आरम्भिक क्रम 10 बार । चित्र न0-18 देखें।

लाभः इस क्रिया के अभ्यास से विकृत, दुर्बल, अति स्थूल आदि भुजाएँ हृष्ट-पुष्ट, सुन्दर तथा सुडौल बनती हैं। भुजबंध में अपूर्व बल आता है। भुजा तथा स्कन्ध के सारे दोष दूर होते हैं। इस क्रिया के निरंतर अभ्यास से भुजाएँ सुन्दर व सुडौल बनकर आकर्षक हो जाती हैं। मिलिट्री, पुलिस तथा लाठी चलाने वालों के लिए यह क्रिया परम उपयोगी है।

12.कोहनी-शक्ति-विकासक

स्थितिः (क) पैर परस्पर मिले हुए हों, पैरों से सिर तक विभाग सरलता से सीधा रखते हुए इस प्रकार ढीला मुटिठयाँ बांधे कि अंगूठे अन्दर रहें। तत्पश्चात् दोनों हाथों को इस प्रकार रखें जैसे चित्र न0-19 में हैं।

क्रियाः (क) कोहनी ये अग्रभाग को झटके से इस प्रकार ऊपर लायें कि दोनों हाथों की मुट्ठियाँ आगे से स्कन्ध (कन्धो) को स्पर्श करें जैसे चित्र न0-20 में नीचे वापिस लाते समय हाथ पूर्व स्थिति के समान ही रखेंगे। आरंभिक क्रम 10 बार।

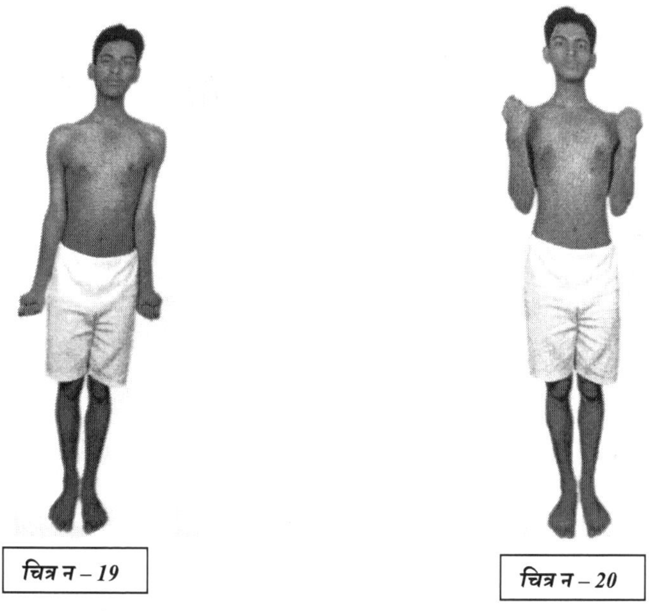

चित्र न – 19

चित्र न – 20

स्थितिः (ख) पैर परस्पर मिले हुए हों, पैरों से सिर तक का विभाग सरलता से सीधा रखते हुए दोनों हाथ इस प्रकार रखें कि अंगुलियाँ आपस में सटी रहें तथा करतल सामने की ओर रहें, जैसे चित्र न0-21 में हैं।

क्रियाः (ख) क्रिया (क) की भांति ही कोहनी से अग्रभाग को ऊपर लायें तथा नीचे ले जायें, जैसे चित्र न0- 22 में हैं।

विशेषः ध्यान रहे कि क्रिया करते समय भुजबली स्कन्ध तक आये और नीचे जाते समय भुजबल्ली पूर्णतया नीचे आ जाये। भुजबंध अपने स्थान पर ही रहे। हाथ ऊपर-नीचे जाते समय स्कन्ध तथा जंघाओं से स्पर्श न करें।

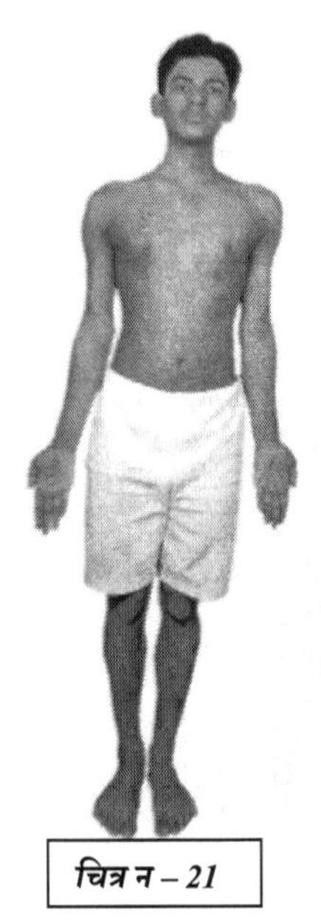

चित्र न – 21

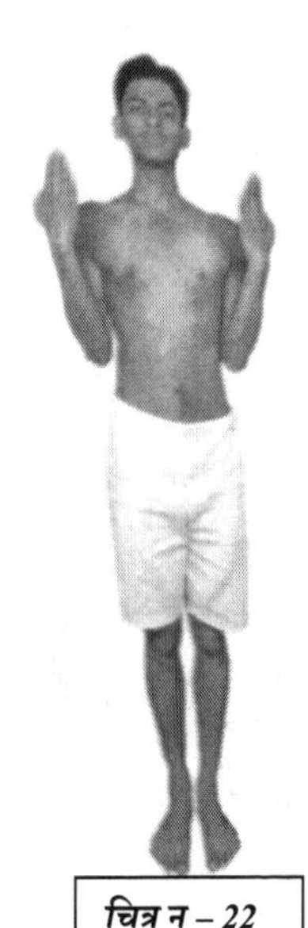

चित्र न – 22

लाभः इस क्रिया के अभ्यास से कोहनी के दोष दूर होते हैं। हड्डियों के जोड़ हष्ट-पुष्ट होते हैं। नस-नाडियों में रक्त का भलीभांति संचार होने लगता है। कोहनी से अग्र्रभाग में अपूर्व शक्ति आती है। इस क्रिया के निरन्तर अभ्यास से महिलाओं की भुजा कोहनी से आगे सुन्दर, गोलाकार बनती है तथा पुरूषों की भुजा पुष्ट, आकर्षक एवं किंचित बनती है।

13. भुजबल्ली-शक्ति-विकासक

स्थितिः पैर परस्पर मिले हुए हों, पैरों से सिर तक का विभाग सरलता से सीधा रखते हुए खड़े रहें।

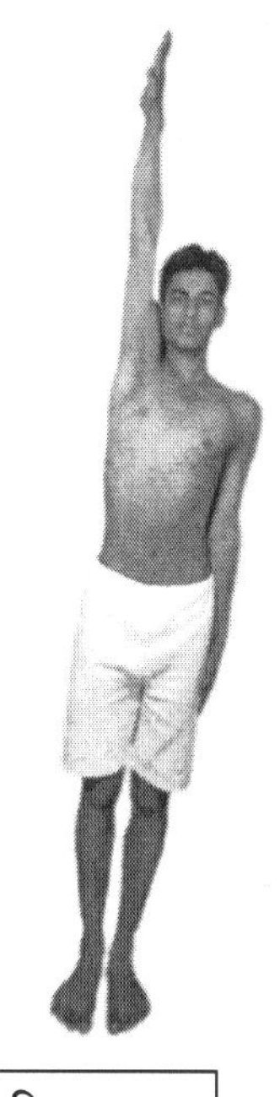

चित्र न – 23

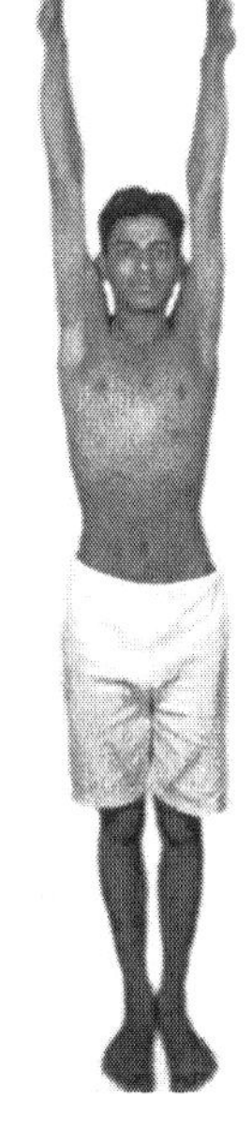

चित्र न – 24

क्रियाः (क) पहले बायें हाथ को शिथिल रखकर गिद्ध-पंख की भांति बगल में ऊपर नीचे ले जायें। हाथ सीधे ऊपर जाये, परन्तु इस क्रिया को करते समय हाथ सिर तथा जंघा से स्पर्श न हो। हाथ का पंजा खुला रहे। अंगुलियाँ आपस में सटी हुई हों। जब हाथ ऊपर जाये तो करतल बाहर की ओर रहे। चित्र न0-23 देखें।

क्रियाः (ख) इसी प्रकार दायें हाथ से भी यही क्रिया करें।

क्रियाः (ग) इसमें दोनों हाथों से यही क्रिया करें। दोनों हाथ एक साथ ऊपर जायें व नीचे आयें। लेकिन ऐसे रखें कि दोनों हाथ आपस में ऊपर न मिलें और सिर तथा जंघा से स्पर्श न करें। चित्र न0-24 देखें।

लाभः इस क्रिया का निरंतर करते रहने से दस हज़ार मन वायु में जितनी शक्ति होती है, उतनी ही शक्ति हाथों में आ जाती है। भुजबल्लियाँ सुन्दर, सुडौल और पुष्ट होती है।

14. पूर्णभुजा-शक्ति-विकासक

स्थितिः पैर परस्पर मिले हुए हों, पैरों से सिर तक का विभाग सरलता से सीधा रखते हुए मुट्ठी बांध कर खड़े रहें।

क्रियाः (क) मुट्ठी बांध कर दोनों नासिकारन्ध्रों से बाहर की वायु अन्दर खींच कर श्वास रोकते हुए, दाहिनी भुजा को आगे से ऊपर की ओर आवृत्ताकार घुमाते हुए, वक्षःस्थल के सम्मुख पृथ्वी के समानान्तर हाथ को सामने की ओर झटके के साथ फेंके और साथ ही फुंकार के साथ वायु नासिका से निकाल दें। इसमें नासिका से श्वास भरकर कुम्भक की स्थिति में भुजा को चक्राकार घुमाया जा रहा है। चित्र न0-25 देखें।

क्रियाः (ख) फिर इसी हाथ की मुट्ठी बांध कर क्रिया (क) की भांति ही उल्टा घुमायें।

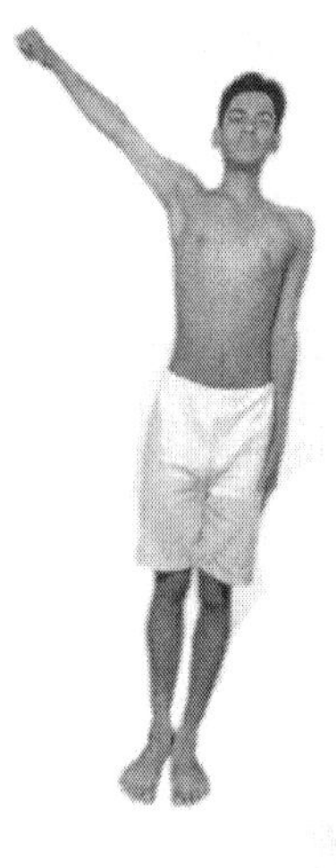

चित्र न – 25

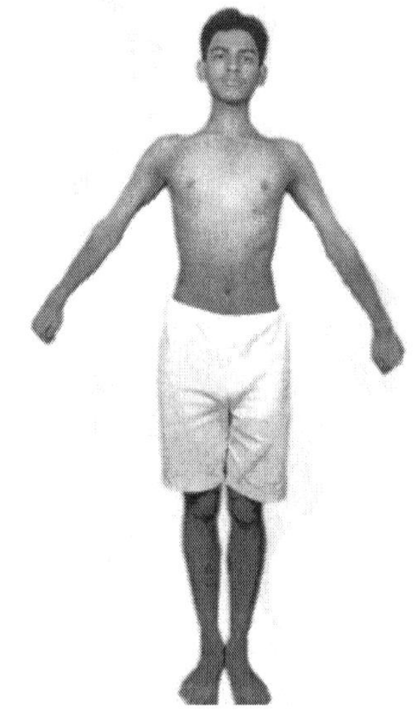

चित्र न – 26

क्रियाः (ग) यही क्रिया बायें हाथ की मुट्ठी बांध कर आगे की ओर से आवृत्ताकार घुमाते हुए, वक्षःस्थल के सम्मुख पृथ्वी के समानान्तर लाते हुए, फुंकार के साथ भीतर की वायु बाहर फैंके।

क्रियाः (घ) फिर इसी हाथ की मुट्ठी बांध कर क्रिया (ग) की भांति ही उल्टा घुमायें।

क्रियाः (ड) दोनों हाथों की मुट्ठी बांध कर आगे की ओर से आवृत्ताकार घुमाते हुए एक साथ ही वक्षःस्थल के सामने पृथ्वी के समानान्तर लाते हुए फुंकार के साथ भीतर की वायु बाहर फैंके।

क्रियाः (च) पुनः इस क्रिया में पहले की भांति दोनों हाथों को विपरीत चक्राकार घुमायें। चित्र न0-26 देखें।

लाभः वायु की निवृत्ति तथा आंतरिक नाड़ियों में पुष्टता आती है। हाथों में सौन्दर्य की वृद्धि होती है। यह मुलायम तथा सुडौल बनते हैं तथा भुजाएँ पूर्णतया स्वाभाविक रूप से शक्ति सम्पन्न बन जाती है।

15. मणिबन्ध-शक्ति-विकासक

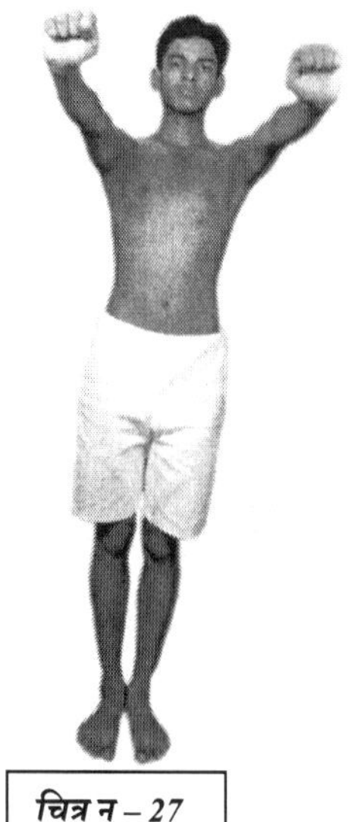

चित्र न – 27

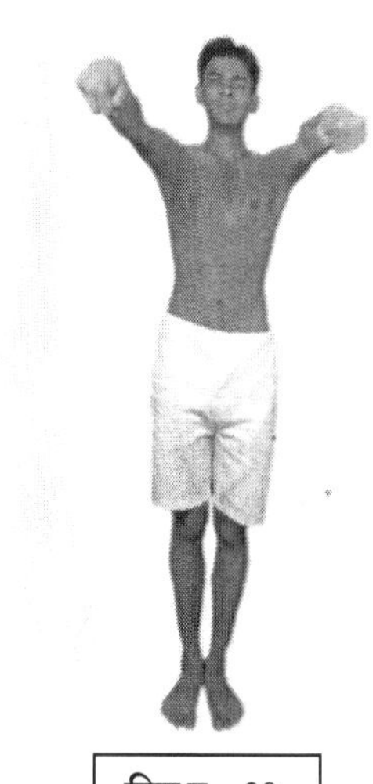

चित्र न – 28

स्थितिः पैर परस्पर मिले हुए हों, पैरों से सिर तक का विभाग सरलता से सीधा रखकर दोनों भुजाओं को वक्षःस्थल के सम्मुख पृथ्वी के समानान्तर सीने की चौड़ाई के समान फैलाते हुए खड़े रहें।

क्रियाः (क) ढीली मुट्ठी बांध कर कलाई को बल के साथ ऊपर तथा नीचे लायें। नीचे लाते समय मुट्ठी की मुख भुजबल्ली से मिलाने का प्रयत्न करें और ऊपर लाते समय भी मुट्ठी के अग्रभाग को भुजबल्ली से मिलाने का प्रयत्न करें। भुजा यथासाध्य कड़ी रखें। आरम्भ में 5 बार। चित्र न0-27 तथा 28 देखें।

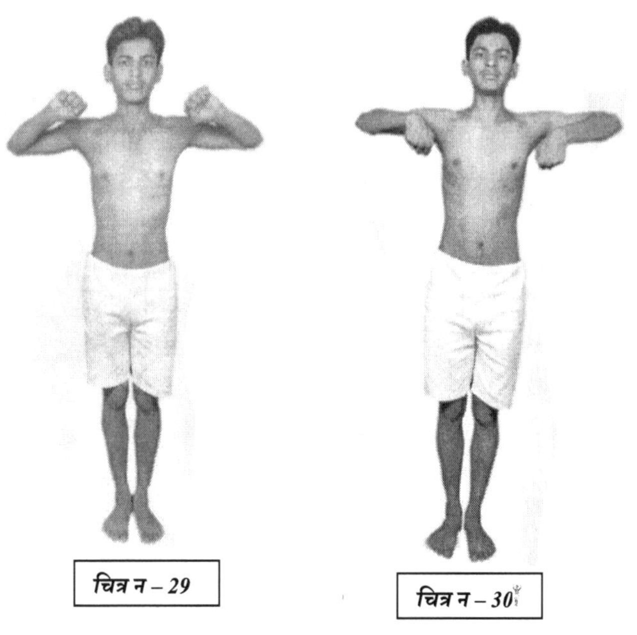

चित्र न – 29

चित्र न – 30

क्रियाः (ख) भुजबन्ध को स्कन्ध के सम्मुख रखते हुए भुजबल्लियों को समेट कर वक्षःस्थल (छाती) की ओर इस प्रकार लायें कि भुजबल्ली भुजबन्ध से कोहनी के स्थान पर 350 अंश (350 डिग्री) का कोण बन जाएं। तत्पश्चात् कलाई को बलपूर्वक क्रिया (क) की भांति ऊपर नीचे ले जायें। ध्यान रहे कि ऊपर नीचे ले जाते समय मुट्ठी के

अग्रभाग को भुजबल्ली से मिलाने का प्रयत्न करें। आरम्भ में 5 बार। चित्र न0- 29 तथा 30 देखें।

16.करपृष्ठ-शक्ति-विकासक

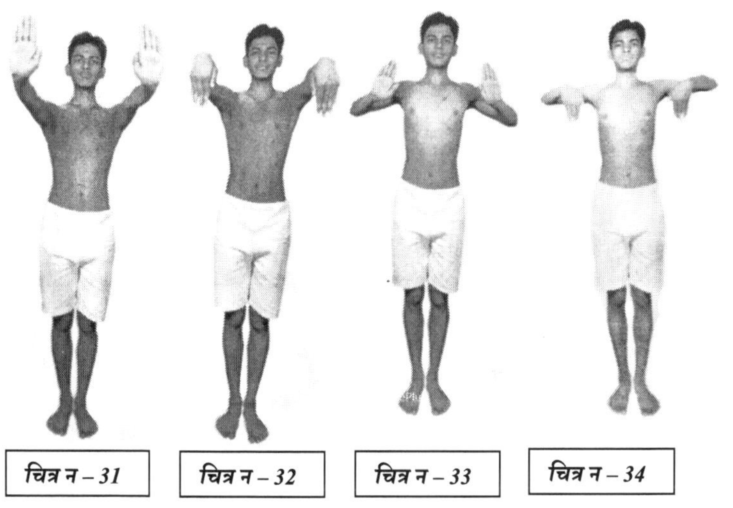

चित्र न – 31 चित्र न – 32 चित्र न – 33 चित्र न – 34

स्थितिः पैर परस्पर मिले हुए हों, पैरों से सिर तक का विभाग सरलता से सीधा रख कर दोनों करतल खुले रहें और अंगुलियाँ आपस में सही हुई हो, दोनों भुजाओं को वक्षःस्थल के सामने पृथ्वी के समानान्तर रखते हुए खड़े रहें।

क्रियाः (क) कलाई से अग्रभाग को क्रिया (15) की भांति ऊपर नीचे ले जायें। चित्र न0-31 तथा 32 देखें।

क्रियाः (ख) इस क्रिया को भी क्रिया (15) के (क) की भांति कोहनी मोड़कर करें। चित्र न0-33 देखें।

17.करतल-शक्ति-विकासक

स्थितिः पैर परस्पर मिले हुए हों, पैरों से सिर तक का विभाग सरलता से सीधा रखते हुए हाथ के पंजों को पूर्णतया खोल कर अंगुलियों को अलग-अलग रखते हुए वक्षःस्थल के सामने पृथ्वी के समानान्तर भुजाओं को फैला कर खड़े रहें।

क्रियाः (क) कलाई से आगे को बलपूर्वक ऊपर लायें तथा नीचे ले जायें। ध्यान रहे कि ऊपर नीचे लाते, ले जाते समय अंगुलियों के अग्रभाग को भुजबल्ली से मिलाने का प्रयत्न करें। चित्र न0-35 तथा 36 देखें।

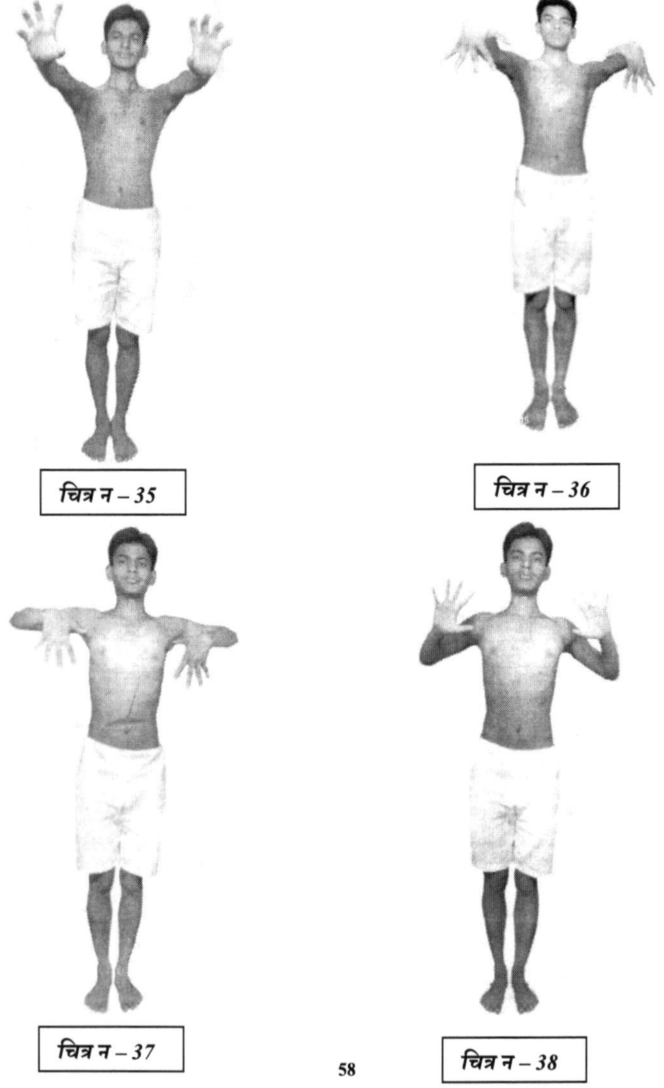

चित्र न – 35

चित्र न – 36

चित्र न – 37

चित्र न – 38

क्रियाः (ख) पूर्व परिस्थिति में खड़े होकर कोहनी को मोड़कर, अंगुलियों को अलग-अलग रखकर कर, ऊपर नीचे लायें तथा ले जायें। ध्यान रहे कि क्रिया करते समय ऐसी स्थिति हो, मानों अंगुलियाँ भुजबल्ली से मिलने जा रही हों। (चित्र न0- 37 तथा 38 देखें)।

18. अंगुलीमूल -शक्ति-विकासक

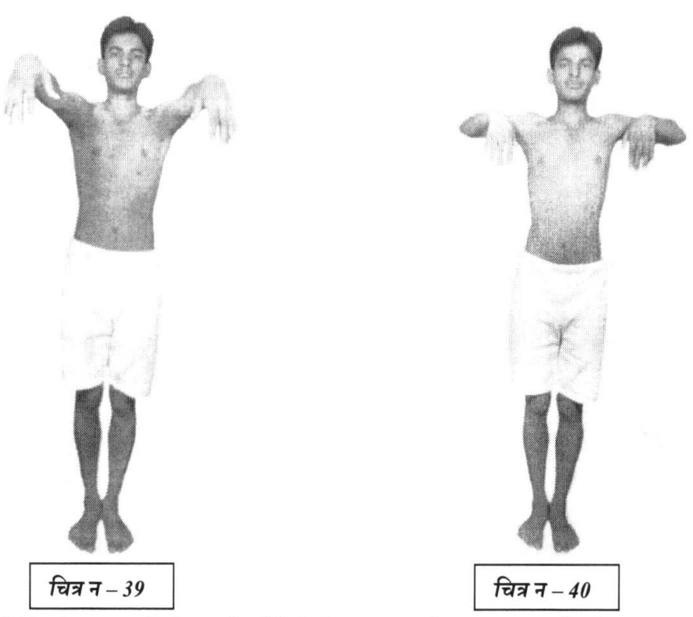

चित्र न – 39 *चित्र न – 40*

स्थितिः पैर परस्पर मिले हुए हों, पैरों से सिर तक का विभाग सरलता से सीधा रखकर कलाई से अग्र विभाग को ढीला रखते हुए भुजा को वक्षःस्थल के सामने पृथ्वी के समानान्तर रखते हुए खड़े रहें।

क्रियाः (क) कलाई से पिछले हिस्से को पूर्णतया बल के साथ कड़ा करते हुए आगे के भाग को ढ़ीला रखें। आरंभिक क्रम 2 मिनट, चित्र न0-18 (क)

क्रियाः (ख) कलाई से अग्र विभाग को क्रिया न0 18 (क) की भांति रखते हुए कोहनी को मोड़कर पुनः क्रिया (क) की भांति करें। आरंभिक क्रम 2 मिनट। चित्र न0-40 देखें।

19. अंगुली -शक्ति-विकासक

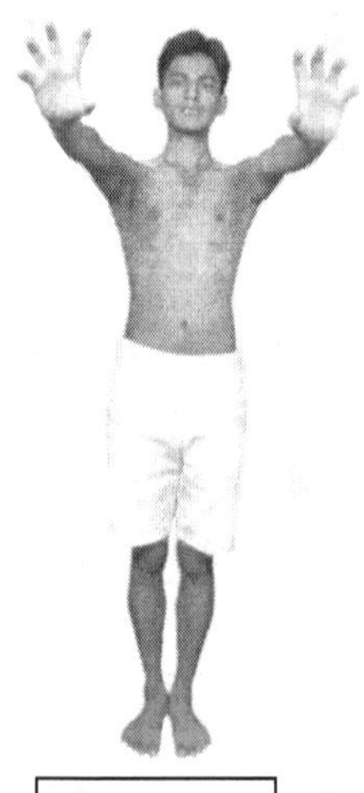

चित्र न – 41

स्थितिः पैर परस्पर मिले हुए हों, पैरों से सिर तक का विभाग सरलता से सीधा रखकर अंगुलियाँ अलग-अलग फैला कर वक्षःस्थल के सामने पृथ्वी के समानान्तर भुजा को रखते हुए खड़े रहें।

क्रियाः (क) अंगुलियों को सर्प के फण की भांति बना लें। ध्यान रहे कि स्कन्ध से अंगुली अग्र भाग तक का विभाग पूर्ण रूप से कड़ा रहे। बल न लगाने से विशेष पूर्ण रूप से कड़ा रहे। बल न लगाने से विशेष लाभ नहीं होगा। इसलिए इतनी शक्ति लगाकर क्रिया करें कि स्कन्ध से अंगुली का अग्रभाग कांप सा जाये। आरंभिक क्रम 2 मिनट। चित्र न0 41 देखें।

क्रियाः (ख) पूर्व परिस्थिति में खड़े होकर इसी क्रिया को कोहनी मोड़कर पूर्ण बल के साथ अंगुली के अग्र विभाग को सर्प के फण की भांति बनायें। आरंभिक क्रम 2 मिनट। चित्र न0- 42 देखें।

लाभः इन 15 से 19 तक की पाँचों क्रियाओं से कलाई, करपृष्ठ, करतल, अंगुलियाँ सभी की पुष्टि होती है तथा हाथों में असीम बल आता है। मनोवहा नाड़ी की दिव्य

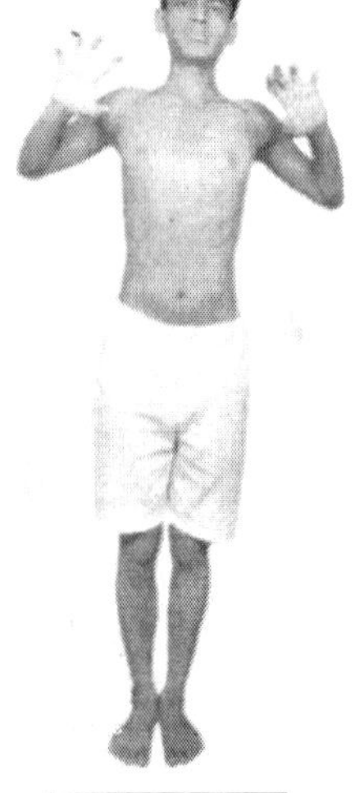

चित्र न – 42

ज्योति से संपूर्ण शरीर कान्तिमान हो जाता है। समस्त प्रकार के चालू रोगों की निवृत्ति हो जाती है। हार्दिक शक्ति का विकास होता है। ये क्रियाएँ लेखकों, टाईप इत्यादि का कार्य करने वालों, मशीनों पर कार्य करने वालों, ड्राईवरो, कपड़ा बुनने वालों, शिल्पकारों, संगीतकारों,

हाथों में सूजन, गठिया बाय आदि के लिए परम उपयोगी है।

20. वक्षःस्थल -शक्ति-विकासक (1 से 2 तक)

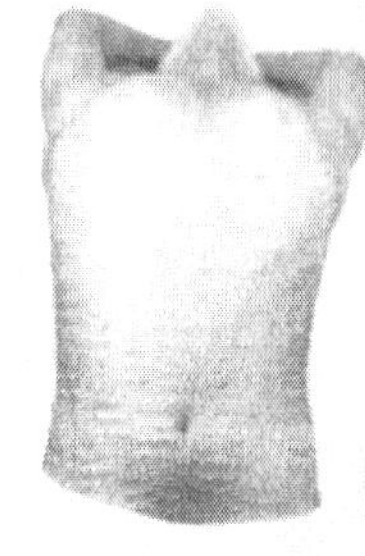

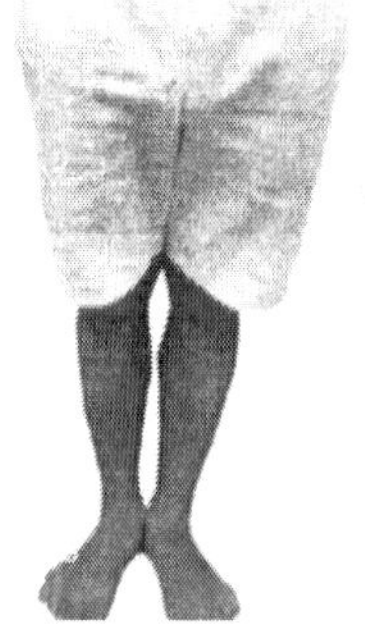

चित्र न – 43

1.स्थितिः पैर परस्पर मिले हुए हों, पैरों से कमर तक का विभाग सरलता से सीधा रखते हुए दोनों हाथों की अंगुलियाँ आपसे में मिली हुई हों और करपृष्ठ अन्दर की ओर रखते हुए खड़े रहें।

क्रियाः दोनों हाथों को आवृताकार आगे से उठाते हुए पीछे ले जायें। साथ ही साथ नासिका में श्वास खींचते हुए वक्षःस्थल को पूर्ण रूप से पीछे झुका कर कुछ देर इसी अवस्था में रूकें। फिर खींचे हुए श्वास को धीरे-धीरे बाहर निकालते हुए पुनः पूर्व परिस्थिति में आ जायें। आरंभिक क्रम 5 बार। चित्र न0-43 देखें।

लाभः इस क्रिया को करने से फेफड़ों को संपूर्ण दोष दूर होते हैं। सीना चौड़ा हो जाता है। वक्षः स्थल पुष्ट तथा दृढ़ हो जाता है। हृदय के रोग ठीक हो जाते हैं तथा हृदय में असीम बल बढ़ता है।

इस क्रिया को निरन्तर करने से टी0बी0, दमा, श्वास, खांसी तथा समस्त कफ सम्बन्धी रोग दूर हो जाते हैं। जिन लोगों का हृदय कमज़ोर है तथा जो हृदय रोग से पीड़ित हैं, वे इस क्रिया को प्रातः शौच-स्थान के पश्चात् 5 मिनट नित्य करें, तो अवश्य ही उनके फेफड़े संबंधी व हृदय के सभी कष्ट दूर होंगे तथा हृदय में एक नवीन जीवन का संचार होगा।

विशेषः मानव शरीर के दोनों फेफड़ों में लगभग 7 करोड़ छिद्र होते हैं, जिनमें प्रतिक्षण प्राणवायु का संचार होता रहता है। दिन-रात 24 घंटे में स्वस्थ व्यक्ति के इक्कीस हज़ार छः सौ श्वास चलते हैं। प्रति श्वास प्रश्वांस द्वारा 24 घंटे में दो सौ बहत्तर मन रक्त शुद्ध होता है। इन सभी छिद्रों के शोध और विकास के लिए यह क्रिया परम उपयोगी है।

2.स्थितिः पैर परस्पर मिले हुए हों, पैरों से सिर तक का विभाग सरलता से सीधा रखकर हथेलियों को अन्दर की ओर रखते हुए समावस्था में खड़े रहें।

क्रियाः नासिका द्वारा श्वास खींचते हुए केवल कमर से ऊपरी विभाग को यथासाध्य बलपूर्वक पीछे की ओर झुकायें और साथ ही हाथों को यथासाध्य पीछे लें जायें। कुछ देरे इसी परिस्थिति में रूकने के पश्चात् दोनों नासिकारन्ध्रों से भीतर की वायु को बाहर निकालते हुए समावस्था में आ जाएं। आरंभिक क्रम 5 बार। चित्र न0- 44 देखें।

लाभः पूर्व क्रिया के लाभ के साथ-साथ वक्षःस्थल के अगले तथा पिछले (पीठ की ओर) के भाग में असीम बल आता है।

चित्र न – 44

तथा दृढ़ता आती है। भुजाओं में भी बल बढ़ता है जिन दुबले.पतले व्यक्तियों की सीने तथा पीठ की हड्डियाँ दिखाई देती हैं, इस क्रिया को करने से वे मांसल होकर पुष्ट हो जाती है। इस क्रिया के अभ्यास से जीवनपर्यन्त कमर (रीढ़ की हड्डी) टेढ़ी नहीं होती।

21. उदर -शक्ति-विकासक (1 से 10 तक)

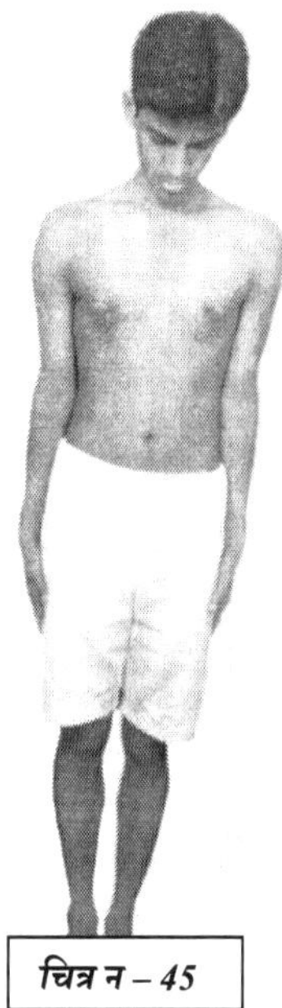

चित्र न – 45

1.स्थितिः पैर परस्पर मिले हुए हों, पैरों से सिर तक का विभाग सरलता से सीधा कर समावस्था में खड़े रहें।

क्रियाः दोनों नासिकारन्ध्रों से धीरे-धीरे अजगर की भांति श्वास भरते हुए पेट को पूर्णतया फुलायें। कुछ देर (यथासाध्य) श्वास की इसी परिस्थिति में रोक कर दोनों नासिकारन्ध्रों से अन्दर की वायु को धीरे-धीरे बाहर छोड़ते हुए यथासाध्य पेट को पिचकाएं, पेट कमर तक लग जाये, कोशिश करें। इसे उड्डियानबंध भी कहते हैं। आरंभिक क्रम 5 बार। चित्र न0-45 देखें।

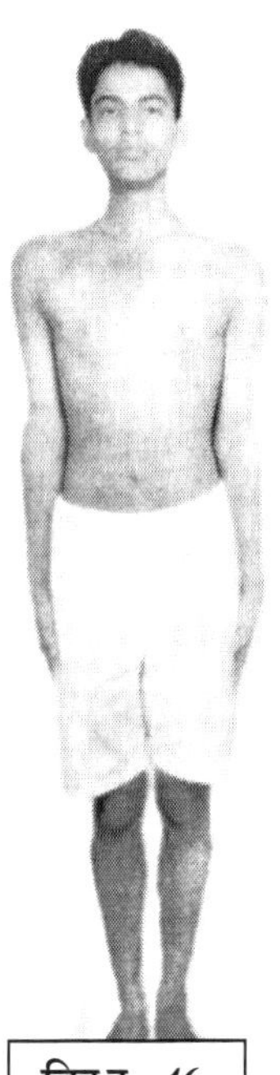

चित्र न – 46

2.स्थितिः पैर परस्पर मिले हुए हों, पैरों से स्कन्ध तक का विभाग सरलता से सीधा रखते हुए ग्रीवा को समावस्था से आधा अंगुल ऊपर की ओर उठा कर खड़े रहें।

क्रियाः दोनों नासिकारन्ध्रों द्वारा तीर्व वेग से बाहर की वायु को अन्दर खींचते हुए पेट फुलायें तथा अन्दर का श्वास बाहर निकालते हुए पूर्णतया पिचकायें। आरंभिक क्रम 10 बार। चित्र न0-46 देखें।

विशेषः ध्यान रहे कि यह क्रिया करते समय पेट पूर्णतया फूले-चिपके और क्रमशः जैसा ऊपर बताया गया है उसी प्रकार श्वास लें तथा छोड़ें।

3.स्थितिः पैर परस्पर मिले हुए हों, पैरों से स्कन्ध तक का विभाग सरलता से सीधा रखकर सिर को पूर्णतया पीछे झुकाते हुए खड़े रहें।

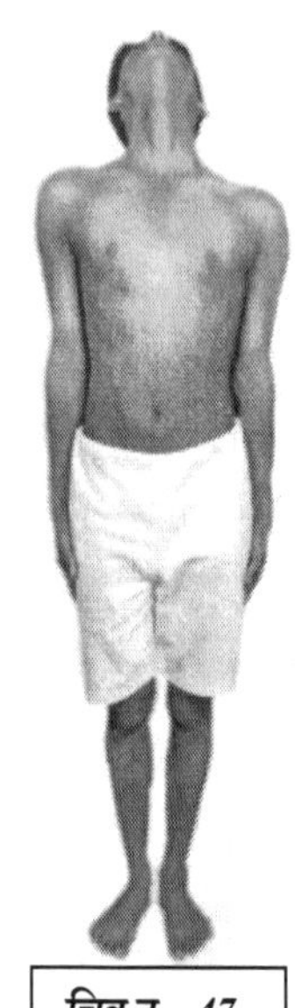

चित्र न – 47

क्रियाः दोनों नासिकारन्ध्रों से तीव्र वेग से श्वास खींचे तथा छोड़ें। ध्यान रहे कि श्वास बाहर छोड़ते समय पेट अन्दर जाये और श्वास अन्दर लेते समय पेट फूले। आरंभिक क्रम 10 बार। चित्र न0 47 देखें।

4.स्थितिः पैर परस्पर मिले हुए हों, पैरों से स्कन्ध तक का विभाग सरलता से सीधा रख कर पैरों से डेढ़ गज की दूरी पर देखते हुए खड़े रहें।

क्रियाः दोनों नासिकारन्ध्रों से तीव्र वेग से श्वास खींचे तथा छोड़ें। श्वास लेते समय पेट फूले तथा छोड़ते समय पेट पिचके। आरंभिक क्रम 10 बार। चित्र न0- 48 देखें।

5.स्थितिः पैर परस्पर मिलें हुए हों, पैरों से स्कन्ध तक का विभाग सरलता से सीधा रख कर खड़े रहें।

क्रियाः मुख को कौवे की चोंच के समान बनाकर बाहर की वायु मुख में अन्दर खींचते हुए ठुड्डी को कण्ठकूप से लगायें। इसे जालन्धरबन्ध भी कहते हैं। कुम्भक करते समय आँखे बन्द रहेगीं, गाल फूले हुए रहेगें। तत्पश्चात् सामने देखते हुए नासिकारन्ध्रों से अन्दर की वायु को धीरे-धीरे बाहर निकालें। श्वास छोड़ते समय श्वास की ध्वनि कान में सुनाई न पड़े।

विशेषः देर तक कुम्भक करने पर ज़ोर से रेचक कभी न करें। इससे हानि होती है। आरंभिक क्रम 1 बार । चित्र न0-49 देखें।

6.स्थितिः पैर परस्पर मिलें हुए हों, पैरों से कमर तक का विभाग सरलता से सीधा रखते हुए कमर के ऊपरी विभाग को आगे

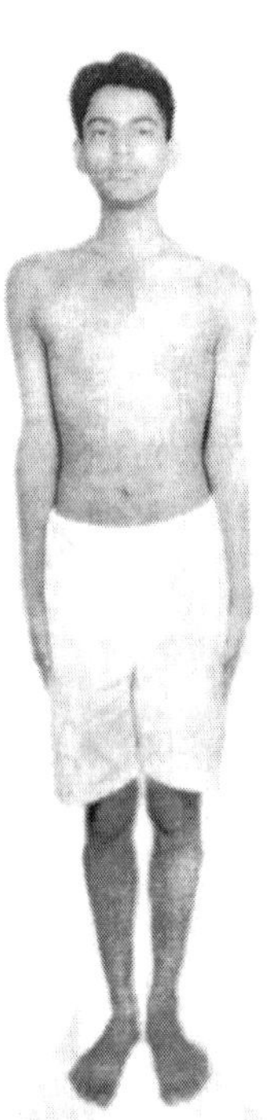

चित्र न – 48

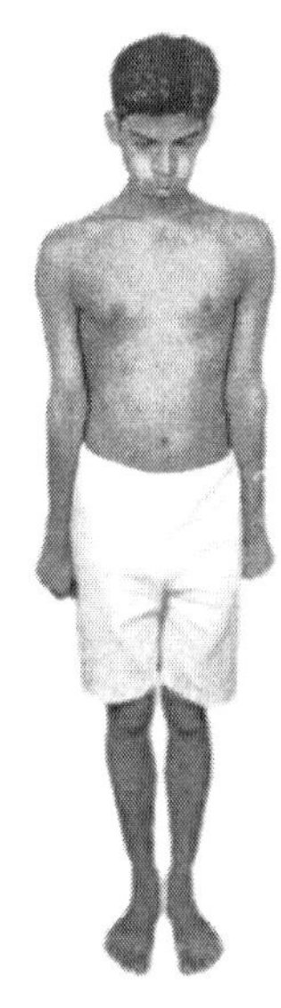

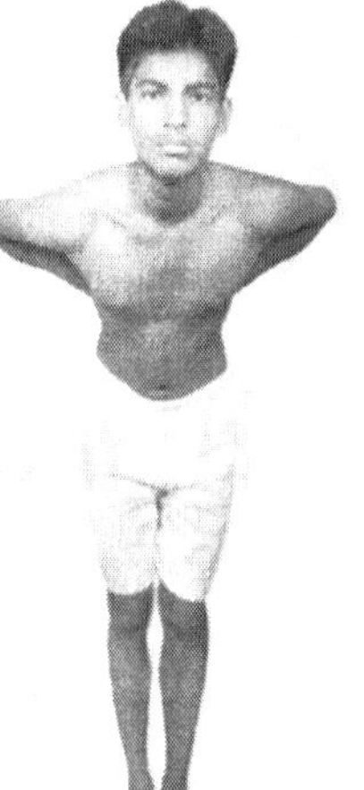

इतना झुकायें कि नाभि पर 60 अंश का कोण बन जाए। दोनों हाथों को कमर पर इस प्रकार रखें कि चारों अंगुलियाँ तो पीछे की ओर रहें और अंगूठा आगे की ओर रहे।

क्रियाः दोनों नासिकारन्ध्रों से तीव्र वेग में श्वास अन्दर खींचे तथा बाहर छोड़ें। ध्यान रहे कि श्वास लेते समय पेट फूले तथा छोड़ते समय पेट पिचके। आरंभिक क्रम 10 बार। चित्र न0-50 देखें।

7.स्थितिः पैर परस्पर मिले हुए हों, पैरों से कमर तक का विभाग सरलता से सीधा रखकर उदर क्रिया (6) की भांति कमर पर हाथ रखते हुए कमर से ऊपरी विभाग को इतना झुकायें कि नाभि पर 90 अंश का कोण बन जाए।

चित्र न – 50

चित्र न – 49

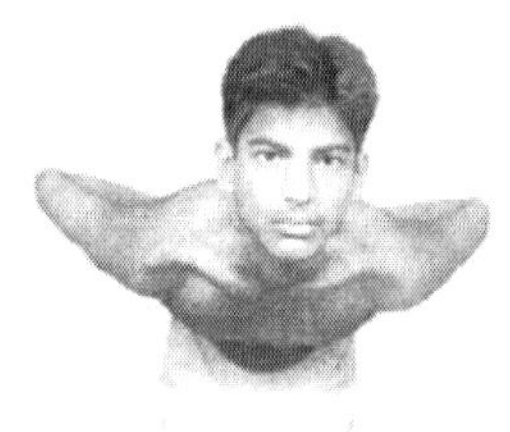

क्रियाः दोनों नासिकारन्ध्रों से तीव्र वेग से श्वास लें तथा छोड़ें, श्वास लेते समय पेट फूले तथा श्वास छोड़ते समय पेट पिचके। आरंभिक क्रम 10 बार। चित्र न. 51 देखें।

8.स्थितिः पैर परस्पर मिले हुए हों, पैरों से कमर तक का विभाग सरलता से सीधा रखकर उदर क्रिया (6) की भांति कमर पर हाथ रखकर कमर के विभाग को नाभि पर 60 अंश का कोण बनाते हुए झुकायें।

क्रियाः अन्दर के श्वास को दोनों नासिकारन्ध्रो से बाहर निकाल कर बाह्य कुम्भक की परिस्थिति में पेट को

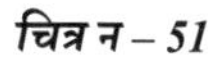

चित्र न – 51

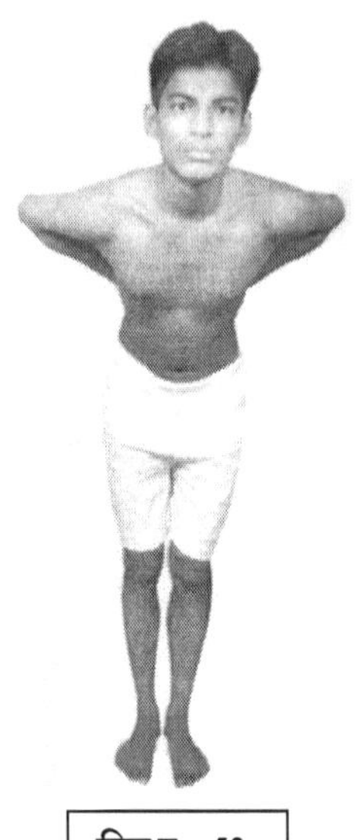

चित्र न – 52

शीघ्रतापूर्वक फुलायें तथा पिचकायें। यथासाध्य श्वास रोकने के बाद क्रिया बन्द करके धीरे-धीरे श्वास लें। पुनः उसी प्रकार रेचक करके इस क्रिया को करें। ध्यान रहे कि क्रिया करते हुए श्वास न भीतर जाये और न बाहर आये। आंरभिक क्रम 5 बार। चित्र न0-52 देखें।

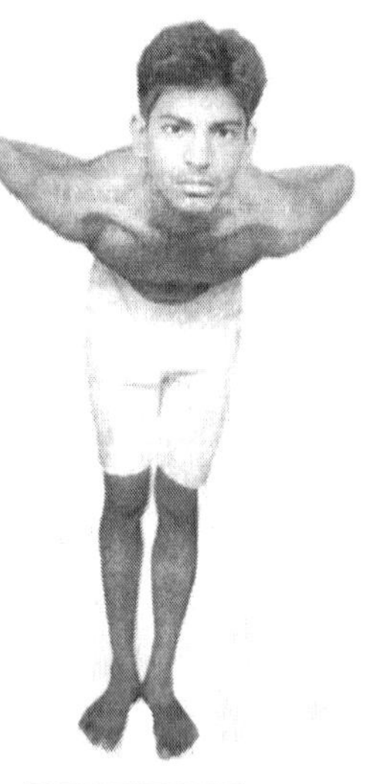

चित्र न – 53

9.स्थितिः पैर परस्पर मिले हुए हों, पैरों से कमर तक का विभाग सरलता से सीधा रखकर क्रिया (7) की भांति कमर पर हाथ रखें, तत्पश्चात् कमर के ऊपरी विभाग को आगे की ओर इतना झुकायें कि नाभि के पास 90 अंश का कोण बन जाए।

क्रियाः दोनों नासिकारन्ध्रों से अन्दर के श्वास को बाहर निकालकर पेट को जल्दी-जल्दी फुलायें तथा पिचकायें।

अर्थात् खाली पेट की पम्पिंग करें। जब श्वास लेने की इच्छा हो तो, पुनः दोनों नासिकारन्ध्रो से धीरे-धीरे श्वास भर लें। इस क्रिया को बार-बार करें। आरंभिक क्रम 5 बार। चित्र न0-53 देखें।

10.स्थितिः दोनों पैरों के बीच एक डेढ़ फुट का अन्तर रखते हुए दोनों हाथों से दोनों घुटनों को पकड़ें। तत्पश्चात् कमर के ऊपरी विभाग को इतना आगे की ओर झुकायें कि नाभि पर 90 अंश का कोण बन जाए।

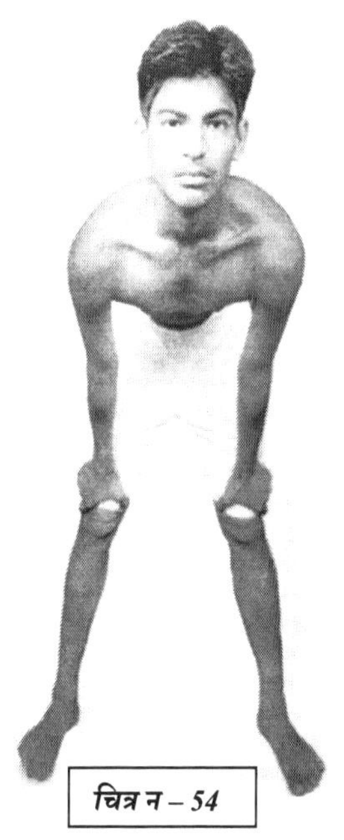

चित्र न – 54

क्रियाः दोनों नासिकारन्ध्रों से अन्दर की वायु को बाहर निकाल कर पेट पूर्णतया पिचकायें अर्थात् पूर्ण उड्डयान लगायें। तत्पश्चात् दोनों हाथों पर बल (ज़ोर) लगाते हुए पेट की नौलि निकालें और बायें तथा दायें दोनों ओर नल को चक्राकार घुमायें। आरंभिक क्रम 5 बार। चित्र न0- 54 देखें।

लाभः इस प्रकार के रोग पेट की खराबी के कारण ही उत्पन्न होते हैं। उदर शक्ति विकासक की सभी क्रियाओं से पेट के समस्त रोग दूर हो जाते हैं। पेट का कोई भी रोग कितना ही पुराना क्यों न हो, इन क्रियाओं का निरंतर अभ्यास करने से शीघ्र ही दूर हो जाता हैं इनसे पेट की स्थूलता कम होती है, मोटापा कम होता है। पेट की वायु (गैस) ठीक होती है, नाभि केन्द्र ठीक होता है तथा आध्यात्मिक शक्ति का अद्भुत विकास होता है। क्योंकि इन क्रियाओं से कुण्डलिनी शक्ति की जागृति में बहुत सहायता मिलती है।

22. कटि -शक्ति-विकासक (1 से 5 तक)

1.स्थितिः पैर परस्पर मिले हुए हों, पैरों से कमर तक का विभाग सरलता से सीधा रख कर दायें हाथ की मुट्ठी बांधे, अंगूठा मुट्ठी के अन्दर ही रहे। तत्पश्चात् दायें हाथ को कमर के पिछले भाग पर स्थित करते हुए, बायें हाथ से दांये हाथ की कलाई को पकड़े। ध्यान रहे कि इसी तरह दूसरे हाथ अर्थात् दायें हाथ से बांये हाथ की कलाई को पकड़ कर भी करें।

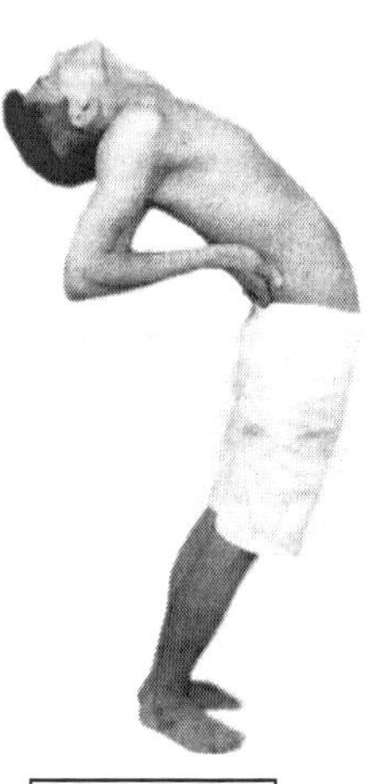

चित्र न – 55

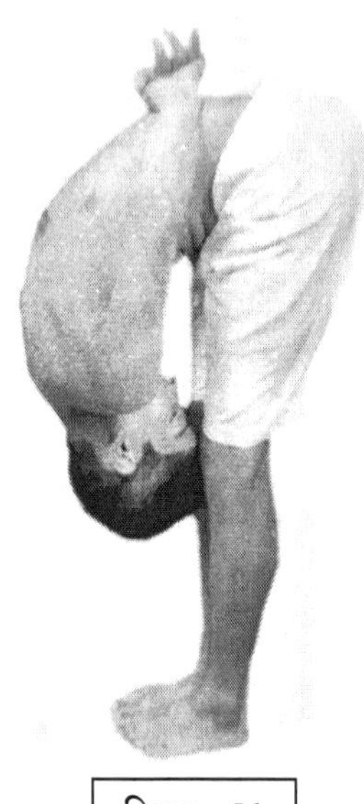

चित्र न – 56

क्रियाः दोनों नासिकारन्ध्रों से धीरे-धीरे श्वास भरते हुए कमर के ऊपरी भाग को यथासाध्य पीछे झुकायें और कुछ देरे उसी परिस्थिति में रूकें, तत्पश्चात दोनों नासिकारन्ध्रों से श्वास निकालते हुए सिर को घुटने से लगायें।

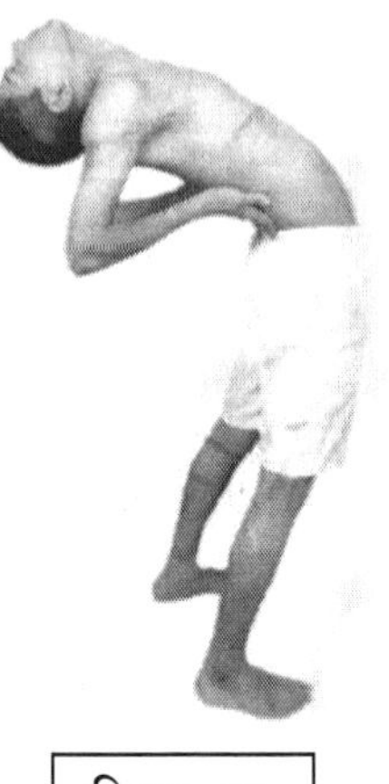

चित्र न – 57

इस क्रिया को बार-बार करें। आरंभिक क्रम 5 बार। चित्र न0- 55 व 56 देखें।

2.स्थितिः दोनों पैरों को यथासाध्य फैलाकर दोनों हाथ कमर पर इस प्रकार रखें कि दोनों अंगूठे आगे की

ओर हों तथा अंगुलियाँ पीछे की ओर रहें।

क्रियाः दोनों नासिकारन्ध्रों द्वारा श्वास भरते हुए कमर से ऊपरी विभाग को यथासाध्य पीछे की ओर ले जायें। और कुछ देर उसी परिस्थिति में रहें। तत्पश्चात् दोनों नासिकारन्ध्रों से धीरे-धीरे श्वास निकालते हुए कमर से ऊपरी विभाग को आगे पृथ्वी की ओर ज़्यादा

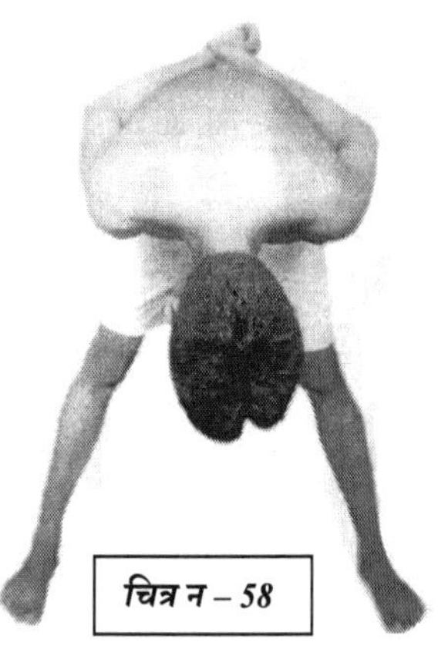

चित्र न – 58

से ज़्यादा झुकायें। आरंभिक क्रम 5 बार। चित्र न0-57 तथा 58 देखें।

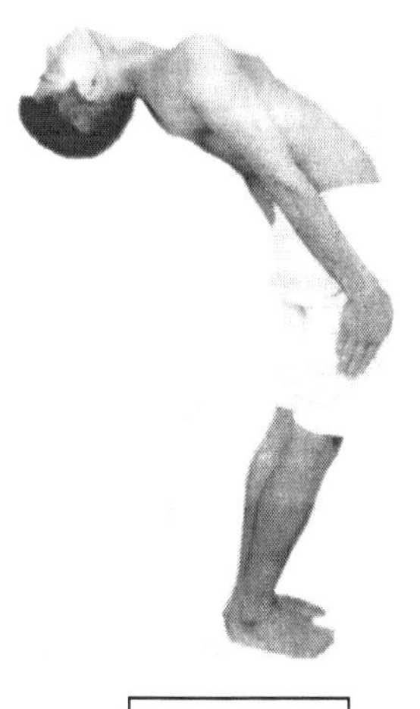

चित्र न – 59

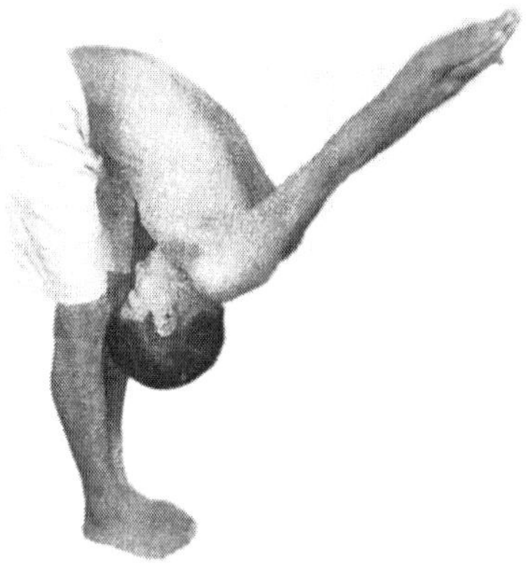

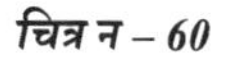

चित्र न – 60

3.स्थितिः पैर परस्पर मिले हुए हों, पैरों से सिर तक का विभाग सरलता से सीधा रख कर खड़े रहें।क्रियाः दोनों नासिकारन्ध्रों से शीघ्रतापूर्वक श्वास भरते हुए कमर से ऊपर वाले विभाग को झटके के साथ यथासाध्य पीछे की ओर झुकायें। तत्पश्चात् शीघ्रतापूर्वक श्वास छोड़ते हुए सिर को झटके साथ घुटने से लगायें। ध्यान रहे कि क्रिया करते समय दोनों हाथ जंघा तथा घुटने को स्पर्श न करें। आरंभिक क्रम 5 बार। चित्र न0-59 और 60 देखें।

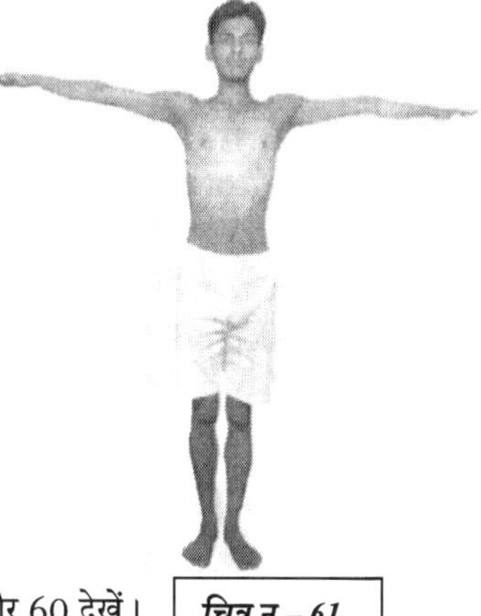

चित्र न – 61

4.स्थितिः (क) दोनों पैर परस्पर मिले हुए हों, पैरों से कमर तक का विभाग सरलता से सीधा रखकर दोनों हाथों को गिद्ध-पंख की भांति फैला कर खड़े रहें। चित्र न0-61 देखें।

क्रियाः दोनों हाथों को गिद्ध-पंख की भांति फैला कर कमर से ऊपरी विभाग को बाईं तरफ यथासाध्य झुकायें। तत्पश्चात् धीरे-धीरे ऊपर की ओर उठते हुए समावस्था में आकर पुनः दायीं ओर बगल में झुकायें। आरंभिक क्रम 5 बार। चित्र न0 62 देखें।

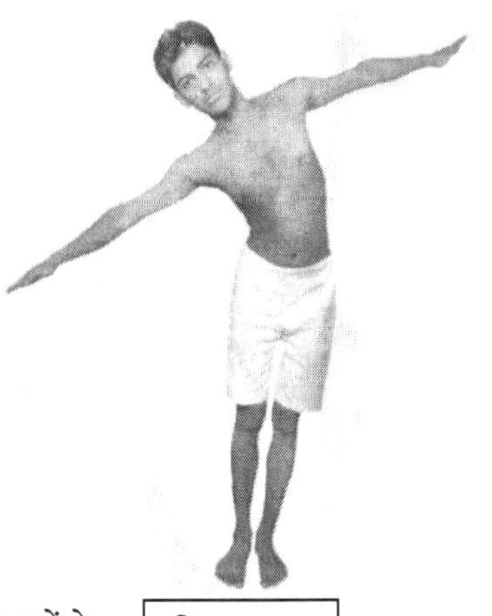

चित्र न – 62

स्थितिः (ख) दोनों पैरों में एक हाथ का अंतर रख कर खड़े रहें।

क्रियाः दोनों नासिकारन्ध्रों से वेग में श्वास भरते हुए कमर से ऊपरी विभाग को दोनों हाथों के साथ अर्द्धचक्राकार घुमाते हुए श्वास दायीं ओर छोड़ें। इसी प्रकार श्वास भरते हुए बायीं ओर छोड़ें। इस क्रिया को क्रमशः करें। आरंभिक क्रम 10 बार। चित्र न0-63 देखें।

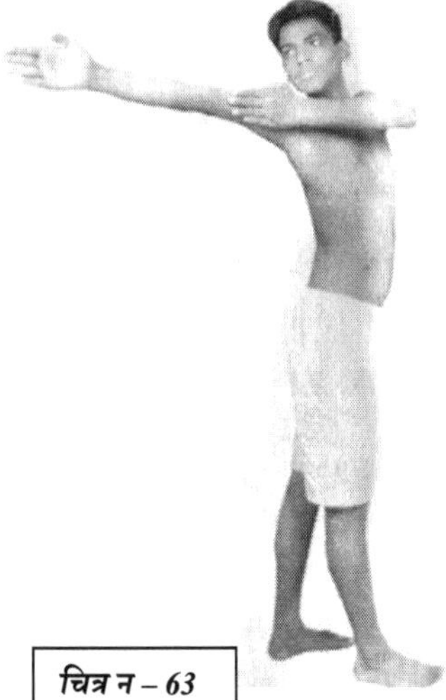

चित्र न – 63

चित्र न0-59 और 63

लाभः पूर्वोक्त कटि शक्ति विकासक पाँचों क्रियाओं से कमर सुडौल तथा पतली हो जाती है। इन क्रियाओं का निरंतर अभ्यास करने से कमर संबंधी सारे दोष दूर हो जाते हैं। जो लोग कम समय में ही अपनी कमर को सुडौल, सुन्दर, तथा पतली बनाना चाहते हैं, उन्हें इन क्रियाओं से लाभ हो सकता है। 25 वर्ष तक की अवस्था के अन्दर तक के स्त्री-पुरूषों की लम्बाई बहुत बढ़ सकती है। ठिगनापन दूर के करने का यह सुन्दर उपाय है। नृत्य के कलाकारों के लिए तो यह एक दिव्य देन है।

23. मूलाधरचक्र शुद्धि

स्थितिः दोनों पैर परस्पर मिलें हुए हों, जंघाएँ, परस्पर सही (मिली) हुई हों। पैरों से सिर तक का विभाग सरलता से सीधा कर के ग्रीवा समावस्था में रखते हुए खड़े रहें।

क्रियाः मूलाधार एवं नितम्बपृष्ठ को दृढ़ता से मिलाकर गुदा को आंतरिक बल द्वारा अपने वायु सहित ऊपर खींचे। श्वास साधारण रहे। इसमें क्रिया करते समय श्वास स्वतः ही रूक जाती है। इतना बल लगता है कि शरीर में कम्पन होने लगता है। आरंभिक क्रम 5 बार। आंतरिक क्रिया होने के कारण चित्र नहीं दिया गया है। इसी क्रिया को पैरों में चार अंगुल का अंतर रखकर करें। आरंभिक क्रम 5 बार। चित्र न0- 64 देखें।

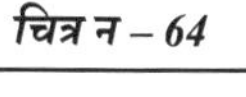

चित्र न – 64

24. उपस्थ तथा स्वाधिष्ठान चक्र शुद्धि

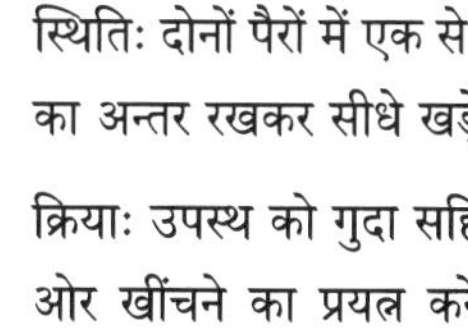

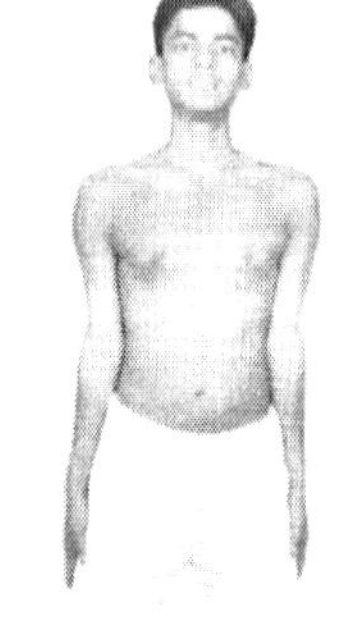

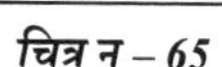

चित्र न – 65

स्थितिः दोनों पैरों में एक से डेढ़ फुट का अन्तर रखकर सीधे खड़े रहें।

क्रियाः उपस्थ को गुदा सहित आन्तरिक बल से ऊपर की ओर खींचने का प्रयत्न करें। क्रिया करते समय वस्तुतः स्वाभाविक श्वास की गति रूक जाती हैं। पाँव, घुटना, जंघा आदि कांप जाते हैं। अन्य क्रियाओं की अपेक्षा इसमें आंतरिक बल बहुत लगता है। अतएव इसे समझकर सावधानी से करना चाहिए। चित्र न0-65 देखें।

विशेषः मल तथा मूत्र त्यागते समय जिस प्रकार नीचे की ओर स्वाभाविक रूप से बल लगता है। इसका ठीक उल्टा करना है, अर्थात् ऊपर की ओर खींचना है। इसी को मूलबन्ध और उपस्थ की क्रिया कहते हैं।

लाभः उपरोक्त दोनों क्रियाओं से गुदा तथा उपस्थ संबंधी सारे रोग दूर हो जाते हैं। मधुमेह (डायबिटीज़) बवासीर, भगन्दर, खूनी बवासीर आदि असाध्य रोग शीघ्रता से ही नष्ट हो जाते हैं।इन क्रियाओं में यह विशेषता है कि रोग को जड़ से ही नष्ट कर देती है। इनके निरन्तर अभ्यास से उपस्थ के बहुत से रोग जैसे सूजाक, आतशक तथा वीर्य संबंधी रोग सदा के लिए ही लुप्त हो जाते हैं। इन क्रियाओं के करने से स्त्रियों को भी बहुत लाभ होता है, जैसे- लिकोरिया, प्रदर, माहवारी, यौन संबंधी सारे विकार तथा गर्भाशय के सारे दोष दूर हो जाते हैं तथा ब्रहमचर्य की पुष्टि होती है।

25. कुण्डलिनी-शक्ति-विकासक

स्थितिः पैरों में चार अंगुल का अन्तर रखकर पैरों से सिर तक के विभाग को सरलता से सीधा रख कर खड़े रहें।

क्रियाः दोनों पैरों को क्रम से नितम्बपृष्ट पर ज़ोर से मारें। नीचे आते समय पैर अपने अपने स्थान पर पड़े। आरंभिक क्रम 10 बार। चित्र न0-66 देखें।

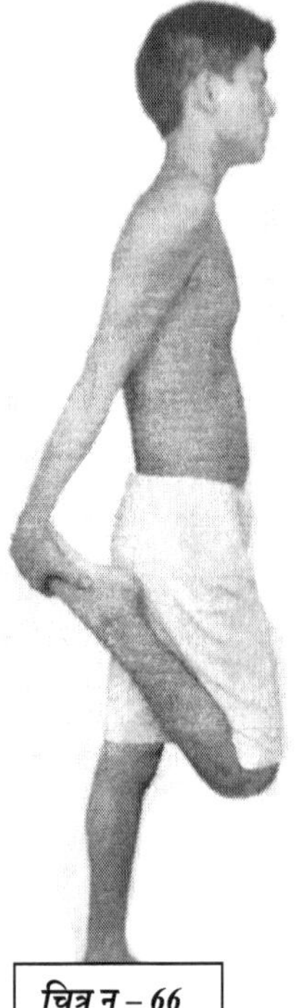

चित्र न – 66

लाभः इससे कुण्डलिनी शक्ति की जागृति होती है। इस पर अनेक ग्रन्थों में बहुत श्लोक मिलते हैं। उपनिषद् में लिखा है कि ''सबसे उत्तम देवता कुण्डलिनी नामक आत्मशक्ति सर्प के आकार वाली साढ़े तीन लपेट, गुंडरी (गोला) बांधे मूलाधार में सो रही है। जब तक यह देर में सोती रहती है, तब तक जीव पशु की भांति अज्ञानी बना रहता है, सत्य और असत्य कुछ नहीं जान पाता। परन्तु जब यह जागती है, तब ही सत्य का ज्ञान प्राप्त होता है। जब तक यह नहीं जागती, तब तक चाहे करोड़ों प्रकार के योगाभ्यास करें, परंतु ज्ञान की प्राप्ति नहीं होती है। कुण्डलिनी जागृत करने की अनेक विधियाँ हैं, जिनमें से एक यह क्रिया कुण्डलिनी शक्ति विकासक दी गई है।

26. जंघा-शक्ति-विकासक (1 से 2 तक)

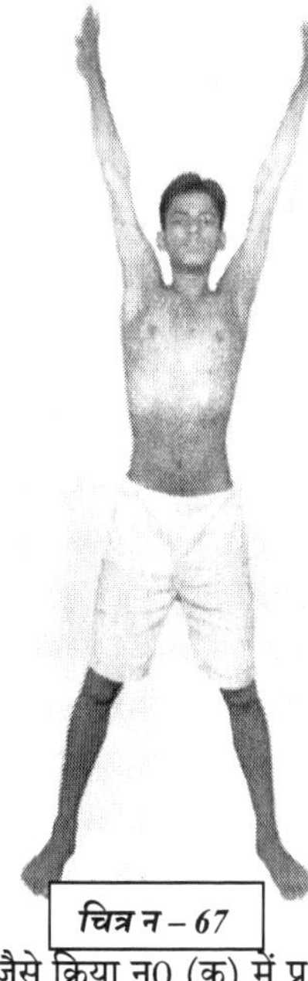
चित्र न – 67

1.स्थितिः पैर परस्पर मिले हुए हों, पैरों से सिर तक का विभाग सरलता से सीधा रखकर खड़े रहें।

क्रियाः (क) नासिकारन्ध्रों द्वारा श्वास भरते हुए दोनों हाथों को ऊपर ले जायें और साथ ही पैरों के पंजों के बल कूदकर दोनों पैरों को फैलायें। तत्पश्चात् नासिकारन्ध्रों द्वारा खास निकालते हुए हाथ लायें और साथ ही पैरों को भी पंजों के बल कूद कर मिलायें। ध्यान रहें कि हाथ नीचे लाते समय जंघा को स्पर्श न करें। पैरों को फैलाते और मिलाते समय न मुड़ें। आरंभिक क्रम 10 बार। चित्र न0-67 देखें।

क्रियाः (ख) पूर्व परिस्थिति में ही खड़े होकर इसी क्रिया को विपरीत क्रम में श्वास लेते और छोड़ते हुए करें, जैसे क्रिया न0 (क) में प्रथम हाथ ऊपर ले जाते समय श्वास खींचते हैं, परंतु इस में हाथ ऊपर ले जाते समय श्वास

छोड़ते हैं। आरंभिक क्रम 10 बार।

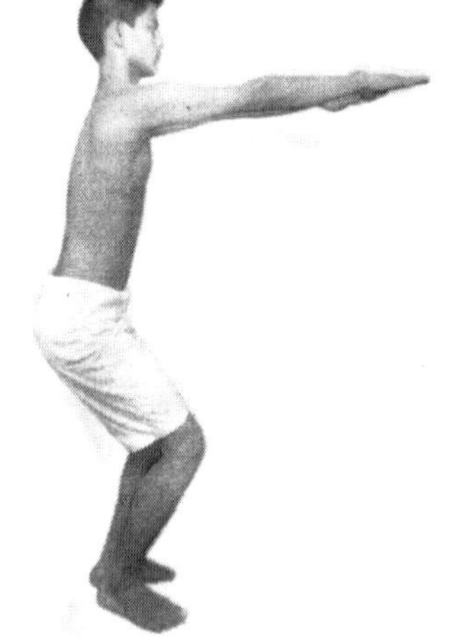
चित्र न – 68

2.स्थितिः (क) पैर परस्पर मिले हुए हों, पैरों से स्कन्ध तक का विभाग सरलता से सीधा रख कर ग्रीवा को समावस्था में रखते हुए खड़े रहें।

क्रियाः (क) नासिका द्वारा श्वास भरते हुए दोनों हाथों को वक्षःस्थल के सामने पृथ्वी के समानान्तर फैला कर नीचे की ओर धीरे-धीरे बैठें। जब जंघाएँ पृथ्वी के समानान्तर आ जायें, तो इसी स्थिति में यथासाध्य रूकने का प्रयत्न करें। ध्यान रहे कि एड़ी पंजे पृथ्वी पर से

किंचित् भी उठने न पाएँ। घुटने तथा जंघा आदि आपस में मिल रहे। तत्पश्चात् दोनों नासिकारन्ध्रों से वायु निकालते हुए धीरे-धीरे उठें। आरंभिक क्रम 5 बार। चित्र न0-68 देखें।

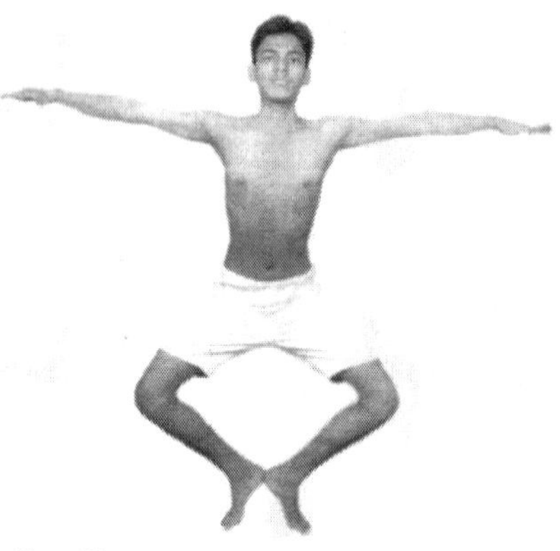

स्थितिः (ख) पैर परस्पर मिले हुए हों, पैरों से सिर तक का विभाग सरलता से सीधा रख कर दोनों हाथों को स्कंधो के सामने गिद्ध-पंख की भांति फैला कर पैरो के पंजों पर खड़े रहें।

चित्र न – 69

क्रियाः (ख) नासिका द्वारा श्वास भरते हुए धीरे-धीरे घुटनों को भी बगल में फैलाते हुए इतना नीचे बैठें कि नितम्ब एड़ी से कुछ ऊँचा रहे। जब तक कुम्भक रख सकें इसी अवस्था में रूके रहें। तत्पश्चात् नासिका द्वारा श्वास धीरे-धीरे निकालते हुए सीधे खड़े होकर हाथ नीचे लायें। आरंभिक क्रम 5 बार। चित्र न0-69 देखें।

लाभः इन क्रियाआ के करने से जंघाओं में अपूर्व शक्ति आती है। जंघाएँ सुडौल और सुन्दर, पुष्ट बनती है। बादी की निवृतित होती है। बहुत दूर चलने पर भी कोई थकावट नहीं आती। रक्त का संचार सुचारू रूप से होने लगता है। पतली जंघाएँ स्वाभाविक स्वरूप में आ जाती हैं।

27. जानू-शक्ति-विकासक

स्थितिः पैर परस्पर मिले हुए हों, पैरों से सिर तक का विभाग सरलता से सीधा रखकर खड़े रहें।

क्रियाः पिण्डलियों से घुटने पर बल देते हुए झटके के साथ घुटने

चित्र न – 70

से ऊपर जंघे के भाग को सीधा रखते हुए आगे पीछे झटका दें। क्रमशः एक के बाद दूसरे पैर से करें। क्रिया करते समय एड़ी नितम्बपृष्ठ से लगनी चाहिए। आरंभिक क्रम 10 बार। चित्र न0- 70 देखें।

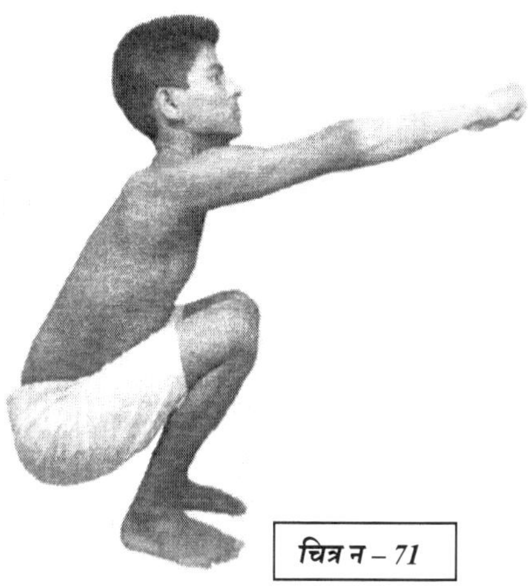

चित्र न – 71

28. पिण्डली-शक्ति-विकासक

स्थितिः पैर परस्पर मिलें हों, पैरों से सिर तक का विभाग सरलता से सीधे रखते हुए मुट्ठी बांधकर ग्रीवा को समावस्था में रख कर खड़े रहें।क्रियाः दोनों नासिकारन्ध्रो द्वारा धीरे-धीरे श्वास भरने के साथ-साथ दोनों हाथों को वक्षःस्थल के सामानान्तर फैलाते हुए बैठें। बैठते समय पैरो की एड़ी पृथ्वी से सटी रहे और दोनों घुटने आपस में सटे रहें। तत्पश्चात् शीघ्र ही दोनो हाथों को आवृत्ताकार घुमाते हुए वक्षःस्थल के सम्मुख लायें। उस समय हाथ, कोहनी से मोड़ कर मुट्ठी छाती के सम्मुख तथा भुजबन्ध के सम हों फैलाने के पश्चात् हाथों से वक्षःस्थल को खींचते हुए पुनः हाथ नीचे ले जाकर क्रिया करें। (आरंभिक क्रम 10 बार) चित्र न0-71 देखें

29. पादमूल-शक्ति-विकासक

स्थितिः पैर परस्पर मिलें हुए हों, पैरों से सिर तक का विभाग सरलता से सीधा रख कर पंजों के बल खड़े रहें।

क्रियाः (क) शरीर का सारा भाग पंजो पर रखते हुए स्पिं्रग की भांति को ऊपर नीचे हिलायें।

यह क्रिया करते समय एड़ी और पंजे आपस में मिले रहें। आरंभिक क्रम 10 बार। चित्र न0 72 देखें।

चित्र न – 72

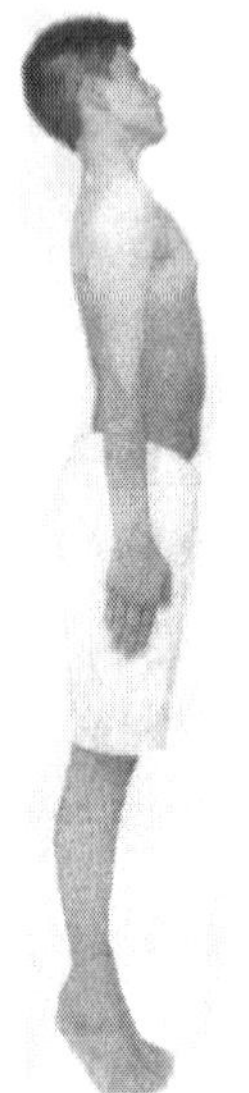

क्रियाः (ख) पंजों के बल शरीर को सीधा रखते हुए जितना ऊँचा कूद सकें। नीचे आते समय भी पंजों के बल ही खड़े हों। पंजों के अग्रभाग तथा अंगुलियों के बल क्रिया करनी चाहिए। ध्यान रहे कि क्रिया करते समय एड़ी पंजे मिले रहे और नीचे आते समय अपने स्थान पर ही आयें। जिस स्थान से कूदना आरम्भ किया था। आरंभिक क्रिया 10 बार। चित्र न0 73 देखें।

लाभः इन क्रियाओं को करने से पिण्डलियाँ पुष्ट दृढ़ तथा सुन्दर बनती है तथा पैरों की अंगुलियाँ भी पुष्ट व रोगमुक्त हो जाती है। ब्रहमचर्य की पुष्टि होती है। बादी की निवृत्ति होती है। पिण्डलियों में अपूर्व बल आता है। पादमूल, पुष्ट, सुन्दर, सुडौल तथा सुदृढ़ बनता है।

चित्र न – 73

30. गुल्फ-पादपृष्ठ, पादतल-शक्ति-विकासक

स्थितिः पैर परस्पर मिले हुए हों, पैरों से सिर तक का विभाग सरलता से सीधा रख कर खड़े रहें।

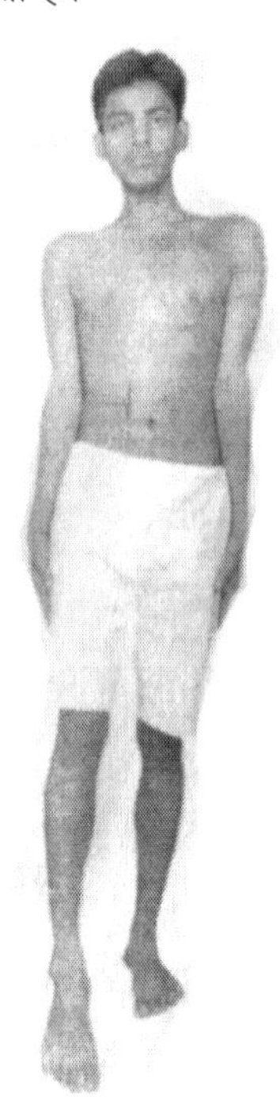

चित्र न – 74

क्रियाः एक पैर को दूसरे पैर से एक हाथ आगे की ओर बढ़ाकर पैर की संधि से पैर को दायें, बायें आवृत्ताकार घुमायें। इसी प्रकार दूसरे पाँव से भी करें। आरंभिक क्रम 10 बार। चित्र न0-74 देखें।

लाभः बादी की निवृत्ति होती है। अंगुलियों तथा पंजों की पुष्टि होती है। पैर सुन्दर, पुष्ट तथा सुडौल बनते हैं। पंजों के सब रोग दूर होते हैं। गुल्फ (गिटटी या गट्टा) सुदृढ़, पुष्ट हो जाता है। अधिक से अधिक चलने-फिरने, दौड़ने कूदने पर भी थकावट नहीं आती। चित्र न0-74

31. पादांगुली-शक्ति-विकासक

स्थितिः पैर परस्पर मिले हुए हों, पैरों से सिर तक का विभाग सरलता से सीधा रख कर दोनों हाथों को गिद्ध पंख की भांति फैला कर खड़े रहें।

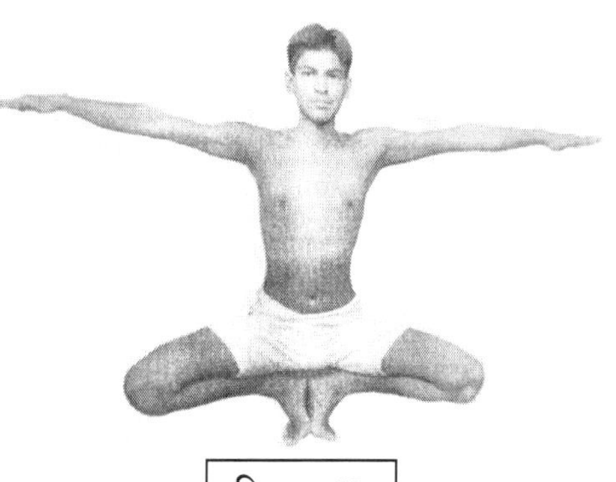

चित्र न – 75

क्रियाः दोनों पैरों की दसों अंगुलियाँ आपस में मिलाकर सारे शरीर का भार, अं

गुलियों के अग्रभाग पर ही रखते हुए

जितनी देर खड़े रह सकें, खड़े रहने का प्रयास करें। आरंभिक क्रम 1 मिनट। चित्र न0-75 देखें। चित्र न0-75

लाभः इस क्रिया के करने से दोनों पावों में विशेष बल आता है। पंजे तथा अंगुलियाँ पुष्ट होती है। अंगुलियों का आकार सुन्दर बनता है। दौड़ने वालों के लिए यह क्रिया परम उपयोगी है। पहाड़ी प्रांत में रहने वाले इसे अवश्य करें। इससे अंगुलियाँ रबड़ की भांति लचीली बनती है तथा पैर व अंगुलियाँ मे जिनके बादी अर्थात गठिया का दर्द होता है, ठीक हो जाता है। जिनको बाय का दर्द है इसके अभ्यास करने से कभी होगा ही नहीं। लेकिन दर्द वाले बहुत आराम से ही करें।

आसन

आसन का शाब्दिक अर्थ है- आसन व आरामदेह बैठने की अवस्था, स्थिति या मुद्रा। पंतजलि महर्षि ने साधारण और आनन्दायक अवस्थ में बैठने की स्थिति को आसन माना है। योगदर्शन में महर्षि पंतजलि कहते हैं।

"स्थिरसुखं आसनम्"

अर्थातए स्थिर होकर सुखपूर्वक बैठकर जो क्रिया की जाती है, वही आसन है। अर्थात् जिस हालत में बैठने से सुख मिले और बहुत देर तक बिना हिले-डुले स्थिर भाव में बैठ सकें, वही आसन है। बैठने के स्थान पर लेटकर बिना हिले-डुले पड़े रहना भी आसन कहलाता है, जैसे कि श्वसन। बहुत से साधक लेटकर समाधि का अभ्यास करते हैं जैसे कि सोने की अवस्था में होता है। परंतु नियमित अभ्यास के लिए बैठकर साधना करना भी आवश्यक है। अतः बैठकर अभ्यास अवश्य करना चाहिए। वही आसन सर्वोत्तम है जिसमें योग का विद्यार्थी (अभ्यासी) अड़ोन होकर बहुत लंबे समय तक कम से कम 2-3 घंटे एक साथ लगातार बैठकर बिना हिले-डुले सहजता से बिना किसी अधिक प्रयास के बैठ सके। इसका उद्देश्य यही है कि इससे कोई शारीरिक प्रतिक्रिया न हो और मन ध्यान में जाकर लीन हो जाए। आसन की स्थिरता से रोगों का नाश होता है तथा तन की स्थिरता बनती है। अर्थातकृ

आसान विजिंत येन जिंत तेन जगतयम्।

अनेन विधिना युक्त प्राणायांम सदा कुरू।

(जावाल दर्शनोपनिषद 3-13)

अर्थातए जिसने आसन जीत लिया है उसने तीनों लोकों को जीत लिया है। इसी प्रकार विधि- विधान से प्राणायाम का अभ्यास करना चाहिए। तीन घंटे अड़तालिस मिनट एक आसन पर बैठने से आसन सिद्ध हो जाता है तथा आसन के सिद्ध होने पर महर्षि पंतजलि के अनुसार-

ततो द्वन्द्वानभिघातः

(पांतजलयोग दर्शन 2048)

अर्थात आसन की सिद्धि से शीत, उष्ण आदि छन्दों का आघात नही लगता अर्थात् आसन सिद्ध हो जाने से शरीर पर सर्दी-गर्मी आदि छन्दों का प्रभाव नहीं पड़ता। जिससे बाह्य द्वन्द्व चित्त को चंचल नहीं कर पाते क्योंकि शरीर में इन सभी द्वन्द्वों को सहने की शक्ति प्राप्त हो जाती है। और आसन की सिद्धी आदि होने पर ही योगी समाधि को प्राप्त कर सकता है। आसन कैसे करें भगवद्गीता में श्रीकृष्ण ने कहा है अर्थात् हे अर्जुन पवित्र स्थान में कुशासन बिछाकर उसके ऊपर व्याघ्र चर्म बिछायें और उसके ऊपर सूती वस्त्र बिछाकर, इधर-उधर जिससे मन को हलचल न करनी पड़े ऐसा आसन लगाकर उस पर स्वस्थ चित्त से बैठकर मन को एकाग्र करके, मन और इन्द्रियों के व्यापार को जीते हुए योगी पुरूषः अन्तःकरण की शुद्धि के लिए योग साधना का अभ्यास करें। यहाँ पर सर्वप्रथम स्थिर आसन का विधान कहा है।

1. सिद्धासन

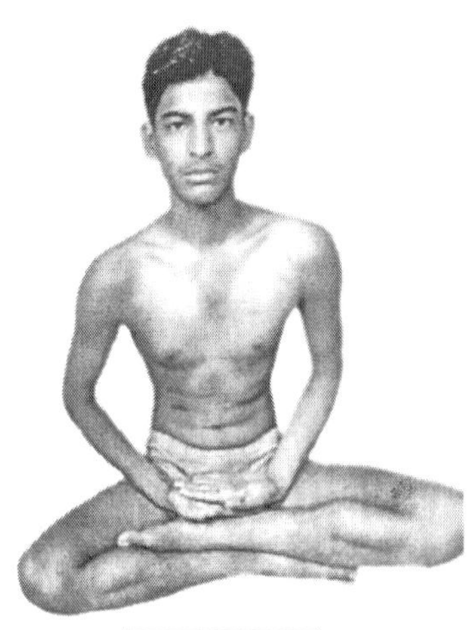

1.सिद्धासन

चौरासी लाख आसनों में सिद्धासन मुख्य माना गया है। शेष सब आसन रोगों को दूर करने, शरीर को सुन्दर तथा सुडौल बनाने के लिए हैं परंतु सिद्धासन-ध्यान, भजन, पूजा-पाठ प्राणायाम एवं समाधि के काम आता है। इस आसन के प्रयोग से योग की चरम सीमा पर पहुँचा जा सकता है और योग की सारी सिद्धियाँ प्राप्त की जा सकती हैं। इसलिए योगियों ने योग शास्त्र में इसका नाम सिद्धासन रखा है। योगा शास्त्र में कहा भी गया है कि-

मुख्य सर्वासनेष्वेकं सिद्धाः सिद्धासनं विदुः।

(हठयोग प्रदीपिक 1038)

अर्थात् सभी आसनों में सिद्ध लोगों ने सिद्धासन को मुख्य माना है। आगे और भी कहा है-

नासनं सिद्धसद्दशं न कुम्भः केवलोपमः।

ने खेचरी-समा मुद्रा न नादसद्दशो लयः।।

अर्थात् सिद्धासन के समान कोई आसन नहीं है और केवल कुम्भक के समान कोई कुम्भक नहीं है खेचरी के समान कोई मुद्रा नहीं है और नाक के समान कोई लय नहीं है।

विधिः- ज़मीन पर बैठकर बायें पैर की एड़ी को गुदा से ऊपर और अण्डकोष के नीचे सिवानी नाड़ी (इसे वीर्यवहा नाड़ी भी कहते हैं) पर लगायें। जैसे कि चित्र न0-1 में है और दाएं पांव की एड़ी को उठा कर उपस्थ जननेन्द्रिय पर रखें। ध्यान रहे कि दोनों पांव के अंगूठे जंघाओं और पिंडलियों के बीच छिपे रहें। तत्पश्चात् हाथ को बाएं हाथ पर रखें। मेरूदण्ड और सारे शरीर को सीधा रखते हुए अचल द्दष्टी से देखते हुए स्थित रहें।

लाभः- इस आसन के करने से कामवासना कम होती है तथा ब्रह्मचर्य की सिद्धि होती है। मन एकाग्र होता है। सुषुम्ना नाड़ी में प्राण का संचार होता है तथा कुण्डलिनी शक्ति की जागृति होती है। इसके द्वारा धारणा ध्यान और समाधि तक पहुँचा जा सकता है। सारी यौगिक क्रियाओं में जिस साधन से कुण्डलिनी जागृत होती है उसी को मुख्य माना गया है। सिद्धासन से ही चन्द्रमा की कला के समान उन्मनी कला स्वयं ही उत्पन्न हो जाती है, और इस आसन के द्दढ़ हो जाने पर तीनों बन्ध बिना परिश्रम के ही लग जाते हैं। सिद्धासन बहत्तर हज़ार नाडियों के मल को दूर करता है।

स्वात्माराम जी ने इसकी और भी विशेषता बताई है कि योगी आत्मा का ध्यान करता हुआ बारह वर्ष तक सिद्धासन का अभ्यास करता हैए वह योगी योग सिद्धि को प्राप्त हो जाता है। अर्थात् अन्य योग साधनों के बिना केवल सिद्धासन के द्वारा सिद्धि को पा

सकता है। सिद्धासन के दृष्टि भाव पाँच बताये गये हैं। अलग- अलग सिद्धि चाहने वालों के लिए अलग-अलग की दृष्टि बतलाई गई है।

1. भ्रूमध्य दृष्टि रखने से प्रकाश अर्थात् ज्योति का दर्शन होता है।

2. समदृष्टि त्राटक अभ्यासियों के लिए विशेष उपयोगी है।

3. नासिकाग्र दृष्टि से पाँच तत्वों का दर्शन होता है।

4. अर्घोनीष से शाम्भवी और उन्मनी मुद्राएँ सिद्ध हो जाती हैं। (शाम्भवी और उन्मनी मुद्राओं को गुरू से जानना चाहिए)।

5. नेत्रबन्द (आँखे बन्द) रखने से ध्यान में विशेष सहायता मिलती है।

तीन घंटे अड़तालिस मिनट एक साथ आसन लगाकर बैठने पर इसकी सिद्धि मानी जाती है। यह आसन गृहस्थो को कम योगियों को विशेष करना चाहिए। इस आसन को ज़्यादा करने से कामवासना समाप्त हो जाती है। इस आसन को कई जगह सिद्धियोगियों ने वज्रासन भी कहा है।

इस प्रकार यह सिद्धासन शारीरिक, मानसिक और आध्यात्मिक तीनों की उन्नति के लिए परम उपयुक्त माना गया है, क्योंकि इसके द्वारा ध्यान, भजन, पूजा-पाठ प्राणायाम से लेकर समाधि तक आसानी से पहुँचा जा सकता है। इसलिए चौरासी लाख आसनों में सिद्ध लोगों ने और साक्षात् शंकर जी ने (जिनसे योग की उत्पत्ति हुई है।) भी सिद्धासन को मुख्य माना है।

2. पद्मासन

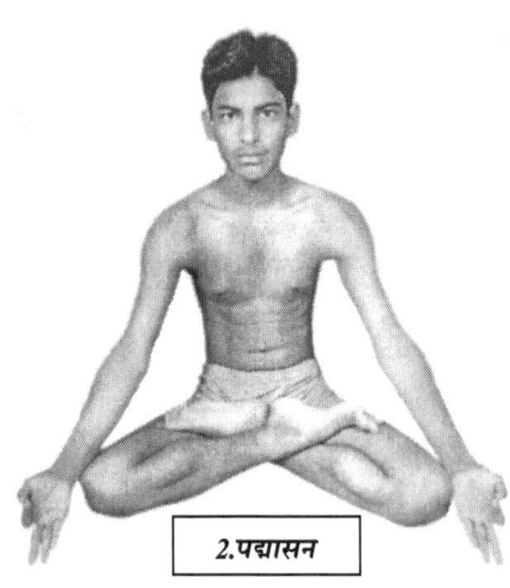
2.पद्मासन

इस आसन का आकार कमल के फूल के समान होता है। इसलिए इसको पद्मासन या कमलासन कहते हैं। योगशास्त्र में इसको दोनों नामों से पुकारा गया है।

विधिः- ज़मीन पर बैठकर बाएं पैर की एड़ी को दांई जंघा पर इस प्रकार रखें कि एड़ी नाभि के पास आ जाये। इसके बाद दायें पांव को उठाकर बाईं जंघा पर इस प्रकार रखें कि दानों एड़ियाँ नाभि के पास आपस में मिल जायें। मेरूदण्ड सहित कमर से ऊपरी भाग को पूर्णतः सीधा रखें। ध्यान रहे कि दोनों घुटने जमीन से उठने न पायें। इसे पुनः पांव बदल कर भी करना चाहिए। दोनों हाथ को गोद में व घुटनों (चि. न0-2) पर रखने से अलग-अलग लाभ बताये गये हैं। बायें हाथ पर हाथ को गोद में (नाभि के पास) रखने पर लधिमा शक्ति की वृद्धि होती है, अर्थात् शरीर हल्का होता है। दोनों हाथों को घुटनों पर रखने से गरिमा शक्ति की वृद्धि होती है। अर्थात् शरीर भारी होता है। प्रारम्भ में योगियों को लघिमा शक्ति की वृद्धि करनी चाहिए। अर्थात् दोनों हाथ पहले गोद में ही रखने चाहिए। पद्मासन पर बैठ कर भी पाँचों द्टष्टि का उसी प्रकार विधान है जैसे सिद्धासन पर बैठ कर करते हैं।

जिन लोगों पर सर्वप्रथम पूर्ण पद्मासन नहीं लगता है वह प्रारम्भ में अर्द्धपद्मासन लगाने का ही अभ्यास करें। इस अर्द्धपद्मासन में केवल एक पांव को जंघा पर चढ़ा कर बैठा जाता है और दूसरे पांव को नीचे ही रखा जाता है। कड़ी हड्डी वालों के लिए कच्ची हल्दी को पीसकर दूध के साथ पीना चाहिए। इससे भी हड्डियों और नाड़ियों में कोमलता आती है और कच्ची हल्दी प्रयोग से अभ्यासी का रक्त भी शुद्ध हो जाता है तथा 40 दिन के अभ्यास से पूर्ण पद्मासन लग जाता है।

लाभः- यह आसन भी सिद्धासन के समान ही ध्यान, भजन, पूजा-पाठ और प्राणायाम के काम आता है। लेकिन इसमें विशेषता यह है कि रोग दूर करने के लिए यह आसन सिद्धासन से भी कहीं अधिक उपयोगी है। प्राणायाम तो बिना पद्मासन के सिद्ध हो ही नही सकता। कम से कम 15 मिनट पद्मासन के अभ्यास करने पर ही कोई व्यक्ति प्राणायाम के समय शरीर उठने पर भी छूटता नहीं है अर्थात् आसन लगा रहता है।

योगतत्वोपनिषद में कहा है- पद्मासन में स्थित हुआ योगी प्राणायाम के द्वारा ज़मीन को छोड़कर आकाश में स्थित हो जाता है। जो ऐसा महान योगी है उसमें महान शक्ति उत्पन्न हो जाती है, जो एक साधारण मनुष्य के लिए दुर्लभ है। इस आसन के अभ्यास से कब्ज़, बदहज़मी तथा वायु की शिकायत दूर होती है, जंघा और पिंडलियों को अत्याधिक शक्ति मिलती है। यह आसन पुरूषों के लिए जितना उपयोगी है उससे कहीं अधिक स्त्रियों के लिए उपयोगी माना जाता है।

हठयोग प्रदीपिका के अनुसार-

इंद पद्मासनं प्रोक्तं सर्वव्याधिविनाशनम्।
दुर्लभं येन के नापि धीमता लभ्यते भुवि।।

अर्थात् यह पद्मासन सारी व्याधियों को नष्ट करने वाला है और मनुष्य लोक में दुर्लभ है। इस आसन को इसलिए दुर्लभ बताया गया है कि इसे ब्रहमचारी, गृहस्थ, वानप्रस्थ और सन्यासियों को भी समान रूप से करने का अधिकार है। तीन घंटे अड़तालिस मिनट तक आसन पर बैठने पर इसकी सिद्धि हो जाती है। सिद्धासन यदि गृहस्थ लोग अत्याधिक करें तो उनकी कामवासना कम हो जाएगी या उनकी वृत्ति विषय की ओर बिल्कुल जाएगी ही नहीं। इसलिए पुत्रकांक्षी गृहस्थ को अधिक देर तक सिद्धासन करना मना किया है लेकिन यह बात पद्मासन में नहीं है। पद्मासन का कितना भी देर कोई अभ्यास करे, इससे लाभ ही लाभ है।

3. भद्रासन

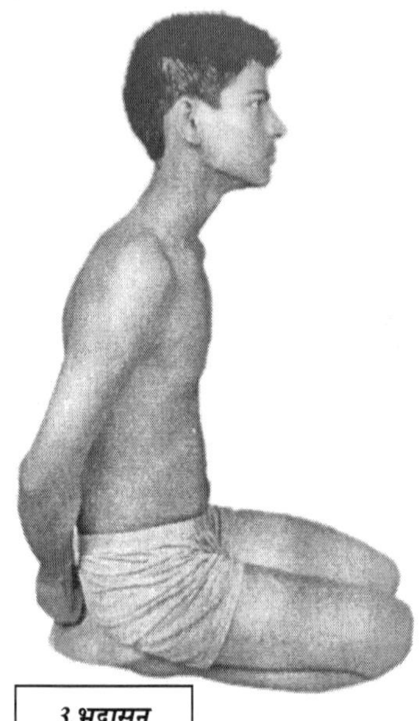

3.भद्रासन

विधिः- पाँव की दोनों एड़ियों को गुदा और अण्डकोष के नीचे उलट कर बैठें। तत्पश्चात् दोनों हाथों के पीछे की तरफ ले जाकर इस प्रकार दोनों हाथों से दोनों पावं के अंगूठों को पकड़े कि बांए पांव का अंगूठा दांए हाथ में आ जाए और दाएं पांव का अंगूठा बाएं हाथ में आ जाए। तत्पश्चात् जालन्धर बंध लगाकर नासिकाग्र देखने हुए स्थित रहें जैसे चित्र न0-35 में हैं। इसे ही भद्रासन कहते हैं।

लाभः- यह आसन बहुत सी बीमारियों में लाभदायक है। इससे जंघा, घुटने तथा पिंडलियों को असीम बल मिलता है। अधिक अभ्यास करने पर मेरूदण्ड को बहुत सहायता मिलती है फेफड़ो के लिए भी यह आसन बहुत लाभदायक सिद्ध हुआ है।

इस आसन के प्रारंभ में हाथ घुटने पर रखे जाते हैं और कुछ अभ्यास के बाद हाथों को पीछे रखना चाहिए। मन की एकाग्रता के लिए यह आसन अच्छा है क्योंकि दोनों भौंहो के बीच में दृष्टि को जमाने से मन स्वतः ही एकाग्र होने लगता है। इसलिए यह भद्रासन करने में आसान होते हुए भी सूक्ष्म लाभ को प्रदान करता है।

4. मुक्तासन

विधिः- बांए पांव की एड़ी को गुदा के पास लगाकर दायें पावं की बायें पांव पर इस प्रकार रखें कि बाएं पावं की एड़ी अण्डकोष के नीचे ही रहे। शरीर को सीधा रखते हुए दोनों हाथों को गोद में या घुटने पर रख सकते हैं जैसा कि चित्र न0 -4 में है। यह आसन सिद्धासन के समान नहीं है।

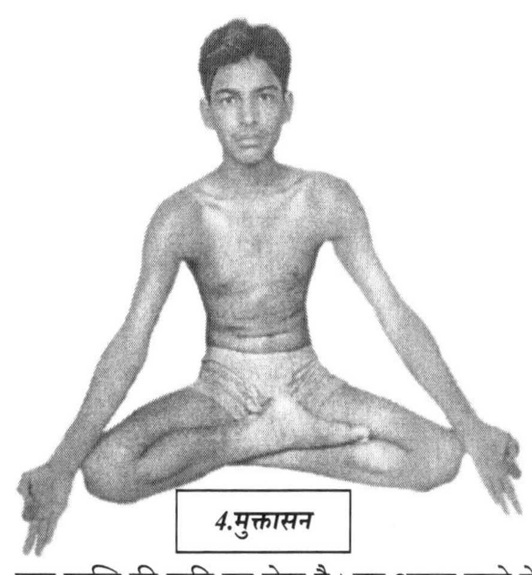

4.मुक्तासन

लाभः- घेरण्ड ऋषि ने एक ही शब्द में इसके गुणों को बताया है कि यह बहुत सिद्धि देने वाला है। अर्थात पूर्वोक्त सिद्धासन के बहुत से गुण इसमें आ जाते हैं। इस आसन पर अधिकांश पहुँचे हुए योगीजन बैठते हैं। इस आसन के अभ्यास से आध्यात्मिक शक्ति की वृद्धि होती है। मन की एकाग्रता होती है और मनुष्य इस आसन के द्वारा शान्ति की प्राप्ति कर लेता है। यह आसन करने में न तो विशेष कठिन है, न विशेष सुगम ही है। इसका सूक्ष्म भेद गुरू से जानकर ही इसे करना चाहिए।

5. वज्रासन

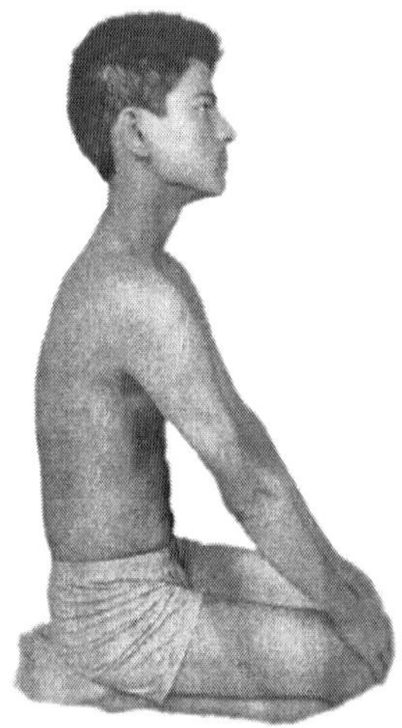

5.वज्रासन

विधिः- दोनों पांवों की एड़ियों को गुदा के दोनों ओर लगाकर घुटने और पंजों के बल ज़मीन पर स्थित रहें। दोनों हाथों जंघाओं पर रखते हुए छाती और गले को सीधा रखें। इस आसन को दूसरी प्रकार से भी किया जाता है। इसमें दोनों एड़ियाँ नितम्बों की बगल में रहती हैं तथा पैर का अंगूठा दूसरे पैर के अंगूठे के ऊपर लगाकर मेरूदण्ड को सीधा रखकर सामने भूमध्य में देखते हैं। जैसे चित्र न0-5 में हैं।

लाभः- इस आसन के अभ्यास से शरीर सुद्दढ़ बनता है। योगियों ने इसका नाम वज्रासन रखा हैं क्योंकि इसके अभ्यास करने से शरीर वज्र के समान हो जाता है। इसमें पंजो, घुटनों, पिंडलियों, जंघाओं को बल मिलता है। अतिनिद्रा वालों के लिए यह परम उपयोगी है। विद्यार्थी

अथवा राम में जागने वालों के लिए यह आसन बहुत लाभदायक सिद्ध हुआ है। इसको खाना खाने के बाद पाँच मिनट अवश्य करना चाहिए, इससे नाड़ियों का प्रवाह उर्ध्वगामी हो जाता है। इससे भोजन शीघ्र हजम हो जाता है। भोजन किए हुए अन्न का रस इतना शुद्ध बनता है कि हड्डियों एवं नाड़ियों सहित सम्पूर्ण शरीर वज्र के समान हो जाता है। इसलिए इसे वज्रासन कहा गया है।

6. सिंहासन

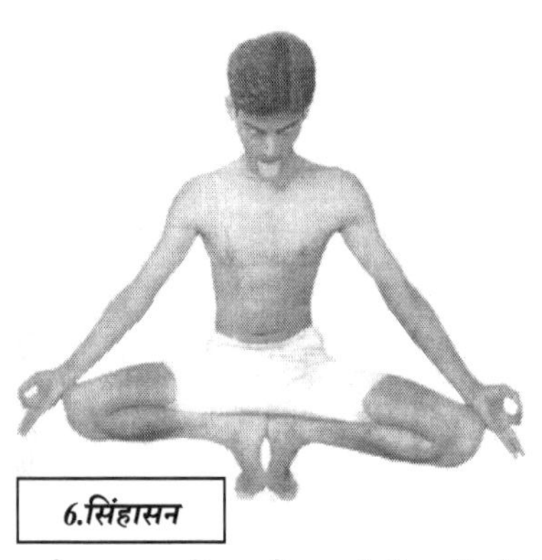

6.सिंहासन

इस आसन का आकार सिंह के समान है इसलिए इसका नाम योगियों ने सिंहासन रखा है।

विधिः- पैर के दोनों पंजों को आपस में इस प्रकार मिलाएं कि सिवनी नाड़ी दोनों पांवों की एड़ियों पर लग जाएं। तत्पश्चात् ठोड़ी को कण्ठकूप से लगाकर दोनों नेत्रों से भूमध्य में देखते हुए मुख को यथा साध्य खोल दें। उसके बाद जिहवा को पूर्णतया बाहर निकालते हुए दोनों हाथों को दोनों घुटनों पर रखते हुए स्थित रहें। ध्यान रहें कि एड़ी सिवनी नाड़ी पर ही लगी हो और पंजों के बल पर पैर का बाकी हिस्सा बिल्कुल सीधा ऊपर की ओर हो दोनों एड़िया मिलाते हुए उठा हुआ हो। इस प्रकार निर्निमेष देखते हुए स्थित रहने को योगियों ने सिंहासन कहा है। जैसे चित्र न0-6 में है। इसको हाथ गोद में रखकर भी किया जाता है।

लाभः- इस आसन के करने से अखण्ड ब्रहमचर्य की सिद्धि होती है। मुख, दाँत, जिह्वा, जबड़ा और गले आदि की बीमारी दूर होती है। सबसे बड़ा इसमें यह गुण है कि इसके करने से निर्भयता बहुत जल्दी आ जाती है। इसलिए डरपोकं लोगों को इसका अभ्यास जरूर करना चाहिए। यह आसन गले और आवाज़ की स्पष्टता में भी सहायता पहुँचाता है। नेत्र ज्योति के लिए बहुत अच्छा है। इसके करने से सिंह के समान असीम बल आता हैऐ वीर्य की रक्षा होती है, तथा इस आसन के करने से तीनों बन्ध अर्थात्

(मूलबन्ध, उड्डीयान बन्ध और जालन्धर बन्ध) स्वतः ही लग जाते हैं। इसके करने से अभ्यासीए सिंह के समान संयमी हो जाता है।

7. गोमुखासन

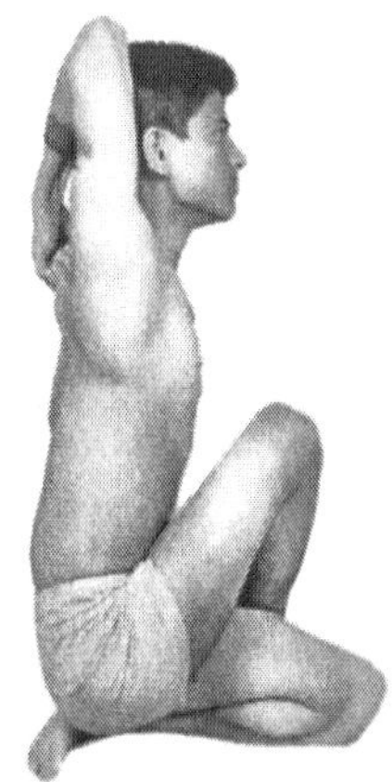

7.गोमुखासन

इस आसन का आकार गो के मुख के समान है। इसलिए इसका नाम महर्षियों ने गोमुखासन रखा है

विधिः- ज़मीन पर बैठ जाएं। बाएं पांव को आगे से मोड़कर पीछे की तरफ इस प्रकार लायें कि एड़ी का हिस्सा गुदा पर लग जाए। तत्पश्चात् दाएं पांव को आगे से मोड़कर पहले पूर्व की भांति इस प्रकार लायें कि दाएं पावं की एड़ी नितम्ब की बगल में बिल्कुल सट जाये। ध्यान रहे कि बायें पावं का पंजा सीधा होकर बिलकुल ज़मीन से लगा रहेगा और दायें पावं का पंजा भी ज़मीन से चिपका रहेगा। तत्पश्चात् दायें हाथ को गले के बगल से कंधे के पीछे अर्थात् पीठ की ओर से लेकर पुनः बाएं हाथ को बाई ओर उलट कर बाई बगल के नीचे से होकर पीठ की तरफ से इतना गर्दन की तरफ लाएं कि दोनों हाथों की आठों अंगुलियाँ आपस में फँस जाएं। तत्पश्चात् कमर के ऊपरी भाग को सीधा रखते हुए स्थिर रहें। जैसे चित्र न0-7 में है। इसमें आँखें खुली हुई होंगी और श्वास साधारण चलेगा। इस क्रिया को जैसे प्रथम बाईं तरफ से किया है। उसी प्रकार पुनः दांई तरफ से बदलकर करना चाहिए। इसमें दांया पांव गुदा से लगा रहेगा। ध्यान रहे कि उपर्युक्त कामांग तथा दक्षिणांग दोनों प्रकार के गोमुखासन करते समय घुटने मिले रहें, अर्थात् दोनों घुटने बिल्कुल चिपके रहेंगे।

लाभः- इसके अभ्यास से पावं, घुटने, कमर आदि को बल मिलता है। भुजा, कंधे आदि भी इसके करने से पुष्ट होते हैं। इसकी सबसे बड़ी विशेषता यह है कि फेफड़े से संबंधित बीमारियों के लिए यह बहुत उपयोगी माना गया है, यह आसन दमा तथा क्षय (टी0बी0) रोगियों के लिए विशेष लाभदायक है, क्योंकि इसे एक तरफ से करने से एक फेफड़े का श्वास अवरूद्ध हो जाता है और दूसरा फेफड़ा तीव्र वेग से चलने लगता है। इस प्रकार यह आसन फेफड़ों की सफाई एक श्वास में जितनी आक्सीजन की

आवश्यकता होती है उससे कहीं अधिक मात्रा में ले लेता है। इस प्रकार यह आसन फेफड़ों के डेढ़ करोड़ छिद्रो को शीघ्र साफ कर देता है। इसलिए योगियों ने इसका अभ्यास प्रत्येक व्यक्ति के लिए उपयोगी बताया है।

8. वीरासन

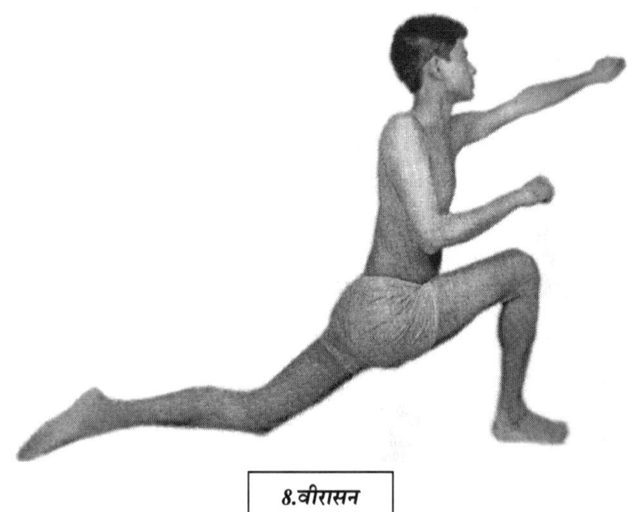

8.वीरासन

इस आसन का आकार वीर योद्धाओं के समान है। इसलिए योगियों ने इसे वीरासन कहा है। यह आसन चार प्रकार का होता है। लेकिन इसमें जो सबसे मुख्य है, वह यह वीरासन है। इसे हनुमान जी ने अत्यधिक पसन्द किया है। इसी का वर्णन नीचे दिया जाएगा। इसे कहीं-कहीं ''हनुमान आसन'' भी कहते हैं।

विधिः- ज़मीन पर खड़े होकर प्रथम दाएं पांव को यथासाध्य एक कदम से भी ज़्यादा आगे रखें। तत्पश्चात् बायें पावं को उलटकर घुटने को मोड़ते हुए यथासाध्य पांव को पीछे की तरफ किंचित कड़ा करते हुए ले जाएं। तत्पश्चात् दोनों हाथों के अंगूठों को अंदर रखते हुए मुट्ठी बन्द कर लें। पुनः दायें हाथ को सीने के सामने सीधा करते हुए दायें हाथ को मोड़कर 90 डिग्र्री का कोण बनायें। तत्पश्चात् कमर के ऊपरी विभाग को पूर्णतया बलपूर्वक पीछे की तरफ खींचते हुए बाएं पांव के पंजे से लेकर जंघाओं तक का पूर्ण हिस्सा आंतरिक शक्ति लगाते हुए सीधा रखें। सामने देखते हुए स्थित रहें

जैसे चित्र न0- 8 में है। पुनः बायें पांव को आगे रखकर और दाएं पांव को पीछे रखकर इस आसन को बदल कर करना चाहिए।

लाभः- इस आसन के अभ्यास से शरीर में अपूर्व बल आता है। साहस, धैर्य और शक्ति का तो यह भंडार है। इससे आलस्य दूर होता है। अतिनिद्रा वालों को यह आसन ज़रूर करना चाहिए। लक्ष्मण जी वीरासन के प्रभाव से बारह वर्ष तक बिना सोये हुए श्रीराम जी के साथ वन में रहे थे। उस समय श्री रामचंद्र जी तथा सीता जी जंगल में रात्रि में जिस समय शयन करते थे, उस समय लक्ष्मण जी धनुष पर बाण चढ़ाए हुए सम्पूर्ण रात्रि वीरासन में ही बिताते थे। इसके प्रभाव से ही वे निद्रा को जीत सके थे। इस आसन के करने से निर्भयता आती है, वीर्य विकार दूर होते हैं, कमर पतली होती है, तथा सीना चौड़ा होता है। पांव जंघा और सम्पूर्ण भुजाओं में असीम बल आता है। यह आसन धनुर्विधा वालों के लिए परम उपयोगी है।

9. धनुरासन

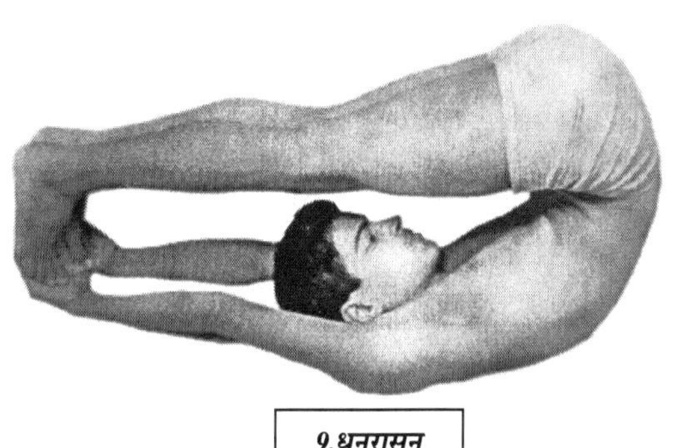

9.धनुरासन

इस आसन का आकार धुनष के समान है। इसलिए योगियों ने इसका नाम धनुरासन रखा है।

विधिः- ज़मीन पर पीठ के बल लेट जाएं। दोनों हाथों की हथेलियों को उलट कर दोनों जंघाओं के पास बगल में ज़मीन पर लगाएं। तत्पश्चात् दोनों पावों को आपस मे मिलाकर धीरे-धीरे ऊपर की तरफ उठाते हुए इतना पीछे लायें कि सिर से पीछे दोनों पांवों के पंजे ज़मीन से छू जाएं। इसके बाद दोनों हाथों के अंगूठे पकड़ लें। ध्यान रहे कि जंघा

से पैर तक का हिस्सा और स्कंध (कंधे) से हाथों की अंगुलियों तक का हिस्सा बिल्कुल सीधा रहे। जैसा चित्र न0-9 में है। यथाशक्ति रोकने के पश्चात् दोनों हाथों से पांवों को छोड़कर पहले की भांति हथेलियों से ज़मीन को पकड़ लें। तत्पश्चात् धीरे-धीरे पांवों को इस प्रकार लायें कि पांव पुनः उसी स्थिति में आ जाए जहाँ से उठाए। इस आसन को शक्ति के अनुसार ही करना चाहिए। ध्यान रहे इस आसन को झटके से तथा जल्दी-जल्दी नहीं करना चाहिए। तथा जब तक पीछे से दोनों पांव जमीन पर न आ जाएं तब तक सिर जमीन से नहीं उठना चाहिए अन्यथा हानि का भी भय रहता है।

लाभः- इस आसन के अभ्यास शरीर मुलायम तथा लचीला होता है, रीढ़ की हड्डी पर इस आसन का प्रभाव बहुत अच्छा पड़ता है। जिसकी रीढ़ की हड्डी जितनी मुलायम एंव लचीली होगी, योगशास्त्र के अनुसार वह व्यक्ति उतना ही निरोग स्वस्थ एवं दीर्घायु होगा। इसके अभ्यास से शरीर में रक्त का संचार भी भलीभाँति होता है। मोटे पेट वालों के लिए तो यह आसन रामबाण के समान है। जिनको पेट में वायु की शिकायत हो। उनको यह आसन कम से कम पाँच मिनट अवश्य करना चाहिए। इससे भूख अच्छी लगती है। स्कन्ध तथा गले को मज़बूत बनाता है। इसके अभ्यास से कमर पतली होती है। शरीर सुन्दर तथा तेजवान हो जाता है। आँखों में आकर्षण आता है तथा यह नेत्र शक्ति के लिए भी बिल्कुल उपयोगी है। जिन व्यक्तियों का शरीर स्थूल हो तथा जिनके नितम्ब और पेट मोटे हों, उनको यह आसन अवश्य करना चाहिए। ध्यान रहे कि यह आसन ब्लड प्रेशर तथा हार्ट की बीमारी वालों को नहीं करना चाहिए।

10. शवासन

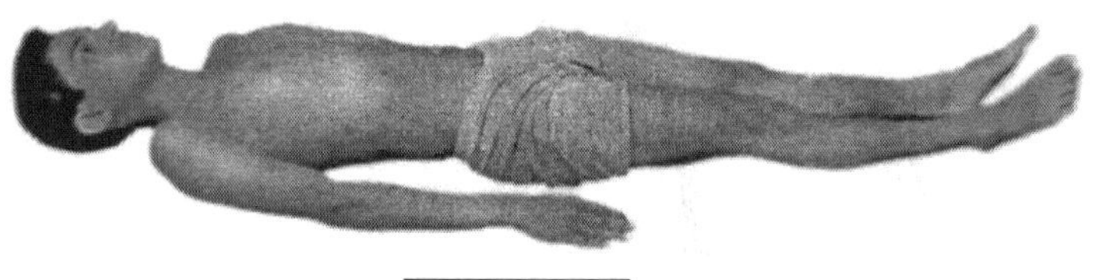

10.शवासन

इस आसन का आकार शव अर्थात् मुर्दे के समान ही है। इसलिए इसे शवासन कहते हैं।

विधिः- ज़मीन पर पीठ के बल लेट जाएं। दोनों हाथों को खुले हुए नितम्ब के पास इस प्रकार रखें कि हथेली ऊपर की तरफ रहे और पांवों की दोनों एड़ियाँ आपस में मिली हुई हों, और पांवों के दोनों पंजे खुले हुए रहें। तत्पश्चात् सारे शरीर को इतना ढीला करें कि अनुभव होने लगे कि मैं इस शरीर से अलग हूँ। प्रारम्भ में केवल यही ध्यान रखें कि श्वास हमारा कहाँ से आ रहा है तथा कहाँ तक जाता है। अर्थात् गला, छाती, स्कन्ध, कमर, पेट पीठ, जंघा, घुटना, पिंडली, पैर और हाथ से लेकर सिर तक सभी शरीर के अंग पूर्णतया ढीले हो जाएं। ध्यान रहे कि शरीर का कोई भी छोटे से छोटा अंग-प्रत्यंग कड़ा न रहने पाये। जैसे चित्र न0-10 में है।

लाभः- इस आसन के करने से मन एकाग्र होता है, तथा कितना भी कोई थका हुआ हो, यदि यह आसन दस या पन्द्रह मिनट कर ले तो शीघ्र ही थकान दूर हो जाती है अथवा जिन लोगों में काम करने की शक्ति नहीं है या जो बहुत शीघ्र दिनचर्या में थक जाया करते हैं, उन लोगों को यह आसन अवश्य करना चाहिए। यह आसन छोटे बच्चों से लेकर एक महान योगी तक को करना पड़ता है। क्योंकि इसके लिए बिना आसन और प्राणायाम के द्वारा जो शरीर की सूक्ष्म नाड़ियाँ और तंतुओं में थकान आ जाती है वह दूर नहीं हो सकती है, उसको यह शवासन ही दूर कर सकता है। घेरण्ड ऋषि ने इस आसन के बारे में लिखा है-

उत्तानशववद्भूमौ शयांन तु शवासनम्।।

शवासन श्रमहरं चित्तविश्रान्ति-कारणम्।।

(घेरण संहिता 2.19)

अर्थात्ए मरे हुए मनुष्य की तरह ज़मीन पर सोए रहें, यह शवासन कहलाता है। यह आसन थकान को दूर करने वाला है, चित्त को चंचलता से हटाकर आराम पहुँचाता है अर्थात् विश्राम देता है। इसमें ध्यान रखने की बात यह है कि शरीर को पूर्णरूपेण ढीला करें। यह आसन देखने में तो आसान है और करने में भी आसान लगता है, लेकिन होता बहुत कम लोगों से है। इस आसन को भलीभाँति समझकर करना चाहिए, तभी इस आसन का लाभ मिलता है। योगी लोग जब घंटों प्राणायाम का अभ्यास करते हैं उसके बाद जो थकान होती है उसको दूर करने के लिए शवासन अवश्य करते हैं। शीर्षासन के साथ तो यह ऐसा जुड़ा हुआ है कि जितनी देर शीर्षासन किया हो उसकी

आधी देर शवासन करना बहुत ही ज़रूरी है। अर्थात्‌ए शवासन से शारीरिक तथा मानसिक थकान दूर होती है। योगशास्त्र में शवासन को बहुत महत्व दिया गया है।

विशेष :- यौगिक सूक्ष्म-व्यायाम की पूरी 31 क्रियाएँ करने के अनन्तर शवासन से आराम करना चाहिए। इससे सारे शरीर में रक्त का संचार समरूप में होता है और थकावट दूर होती है। इसे तब करना चाहिए जब तक कि श्वांस और हृदय की गति स्वाभाविक न हो जाए।

11. मत्स्यासन

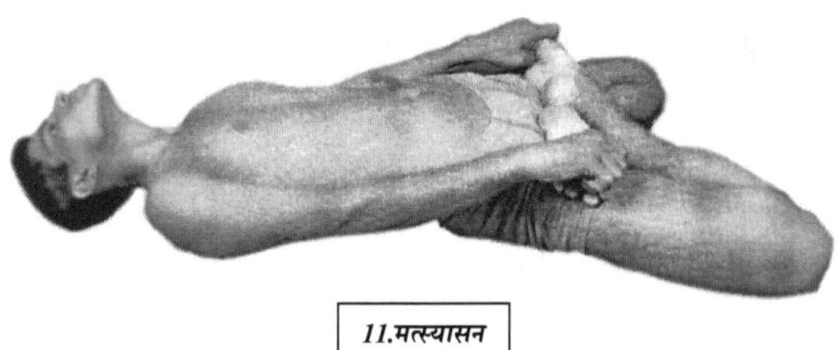

11.मत्स्यासन

इस आसन का आकार मछली के समान होता है और पानी में इस आसन के लगाए रहने पर मनुष्य डूब नहीं सकता। इसलिए योगियों ने इसका नाम मत्स्यासन रखा है। लेकिन जिन्हें तैरना नहीं आता है उन्हें पानी में इस आसन को नहीं करना चाहिए।

विधिः- पद्मासन लगाकर पीठ के बल (दोनों कोहनियों का सहारा लेकर) लेट जाएं। दोनों हाथों कंधों के पास रखकर सिर को इतना पीछे मोड़कर ले जाएं कि चोटी वाला हिस्सा ज़मीन पर लग जाए। तत्पश्चात्‌ए दोनों हाथों से दोनों पांवों के अंगूठे पकड़ कर रखें। तत्पश्चात्‌ए दोनों घुटनों को ज़मीन से लगा कर पीठ के भाग को इतना ऊपर उठाएं कि सारा शरीर केवल दोनों घुटनों और सिर के बल ऊपर उठ जाए। जैसे चित्र न0- 11 में है। अभ्यास होने पर माथे का हिस्सा ज़मीन पर आसानी से लग जाता है।

नोटः पानी में आसन करते समय हाथ खुले हुए, गले के पीछे की ओर रहते हैं।

लाभः इस आसन के अभ्यास से नेत्र दोष दूर हो जाते हैं टान्सिल आदि गलें की बीमारियों के लिए भी यह बहुत लाभदायक है। इस आसन के अभ्यास से घुटनों और

कमर का दर्द ठीक होता है। इसमें विशेष गुण यह है कि पानी में यह आसन लगाकर लेट जायें तो बिना तैरे हुए भी आदमी पानी में नहीं डूबता और पानी में तैरते-तैरते जब आदमी थक जाए तो इस आसन को लगाकर पानी में लेटे हुए ही थकान दूर हो सकती है और साधक पुनः तैरना शुरू कर सकता है। फेफड़ों के लिए यह आसन उपयोगी माना गया है। इस आसन के अभ्यासियों को श्वासं संबंधित बीमारी होने की संभावना ही नहीं रहती। विशेषकर यह आसन औरतों की गर्भाश्य संबंधित बीमारियों को अतिशीर्घ दूर करता है और आसन के अभ्यास से रक्तस्राव और स्निग्ध पदार्थ के संतुलन में बहुत सहायता मिलती है। स्त्रियों को इससे मासिक स्राव ठीक समय पर और उचित मात्रा में और उचित ढंग का होने लगता है। शरीर में स्निग्धता का मतलब यह है कि इसका अभ्यास करने वाली स्त्री के शरीर के अन्दर प्रचुर मात्रा में स्निग्धता उत्पन्न होती है। जिसके फलस्वरूप मुँह पर रूखापन न होकर चिकनापन, कोमलता आ जाती है। सम्पूर्ण शरीर की चमड़ी को सुन्दर तथा आकर्षक बनाकर चेहरे को कान्तिमान बना देता है तथा बहुत से असाध्य रोगों को दूर करने में यह अकेला आसन ही पर्याप्त है।

12. गोरक्षासन

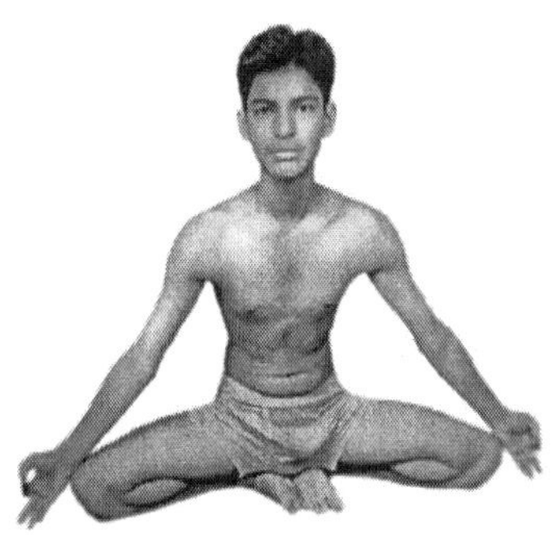

12.गोरक्षासन

गोरक्षानाय नाम के एक महान योगी हुए हैं, जो अधिक समय इस आसन पर बैठा करते थे। इसलिए यह आसन गोरक्षासन के नाम से प्रसिद्ध है।

विधिः- ज़मीन पर बैठकर दोनों पैरों के तलवों को आपस में मिलाकर दोनों हाथों से दोनों पैरों के तलवों को आपस में मिलाकर दोनों हाथों से दोनों पैरों को मिलाते हुए इस प्रकार आगे आकर दोनों मिले हुए पैरों के बीच बैठ जाएं कि दोनों घुटने दोनों तरफ से ज़मीन से लग जायें। तत्पश्चातए दोनों हाथों को घुटने पर रखते हुए मेरूदण्ड-सहित गले को सीधा रखते हुए स्थित रहें। जैसे चित्र न0-12 में हैं। ध्यान रहे कि आगे का हिस्सा सीना आदि किंचित भी मुड़ने न पाए।

लाभः गोरक्षासन के अभ्यास से प्राण और अपान की एकता होती है, सुषुम्ना नाड़ी में प्राण का प्रवाह होता है। कुण्डलिनी की जागृति होती है। यह आसन गुदा के रोगों की बीमारी के लिए परम उपयोगी है। बवासीर की बीमारी इससे ठीक होती है। इस आसन के अभ्यास से कमर के नीचे के हिस्से को अधिक लाभ पहुँचाता है। मुख्यतः कमर के नीचे जो सन्धि स्थान है उसको यह आसन विशेषतः लाभ पहुँचाता है। जिसमें घुटना, पिंडली और नितम्ब के सन्धि स्थान में जो कठोरता रहती है उसे यह आसन आसानी से लाभ पहुँचाता है। यह आसन कठिन भी है और आसान भी, इसे स्त्रियाँ आराम से लगा लेती हैं। यह आसन स्त्री-पुरूष, योगी गृहस्थ, बाल-वृद्ध के लिए समान रूप से लाभदायक है। जिन व्यक्तियों की हड्डी बढ़ने की शिकायत का अनुभव हो, उन्हें इस आसन का अभ्यास अवश्य करना चाहिए।

13. पश्चिमोत्तानासन

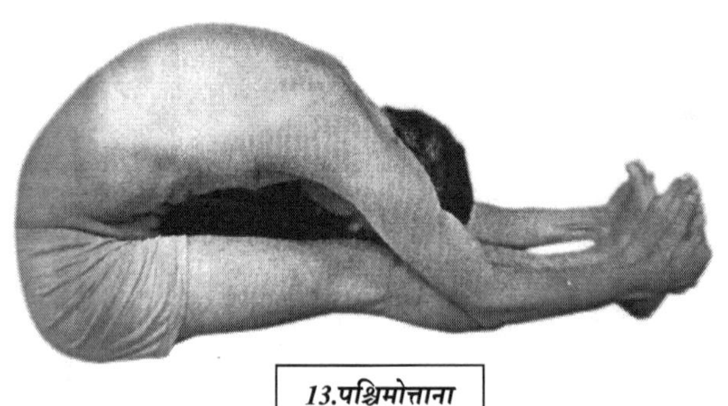

13.पश्चिमोत्ताना

पश्चिमोत्तानासन में पश्चिम अर्थात् पीठ के भाग में उत्तान अर्थात् खिंचाव पड़ता है अतः योगियों ने इसे पश्चिमोत्तानासन कहा है।

विधिः- ज़मीन पर बैठकर दोनों पाँवों को मिलाकर आगे की ओर डण्डे की भांति फैला दें और यथाशक्ति प्रयास करके दोनों हाथों से दोनों पैरों को पकड़कर सिर को दोनों घुटनों के पास मिलाकर स्थित रहें। जैसे चित्र न0-13 में है। ध्यान रहे कि इसे झटके से (जबरदस्ती) न करें वरना जंघाओं की नाड़ियों में खिंचवा आ जायेगा तथा जब आगे झुकें, सिर घुटनों से लगाने के लिए तब श्वांस बाहर (रेचक) निकालते हुए जाएं। अभ्यास दृढ़ हो जाने पर दोनों हाथों की अंगुलियों को आपस में गूंथकर दोनों पैरों के

तालुवों को भलीभांति फँसाकर भी इसे करना चाहिए तथा इसे भरे पेट में कभी भी न करें वरना हानि होगी।

लाभः इस आसन के अभ्यास से रक्त का संचार समस्त शरीर में भलीभांति होने लगता है। मेरूदण्ड लचीला होता है, मोटापा दूर होता है, यह आसन चर्मरोग के लिए बहुत उपयोगी, कमर पतली तथा सुडौल होती है। इसके अभ्यास से शरीर की दुर्गन्ध दूर होती है तथा शरीर में सुगन्ध पैदा होने लगती है। इससे प्राण और अपान की एकता होती है। तीन घंटे अड़तालीस मिनट तक अगर इस आसन पर कोई बैठा रहे तो बिना किसी प्रयास के ही समाधि लग जाती है। इससे आयु तीन सौ साल से भी अधिक हो सकती है। इसके अभ्यास से गठिया, अर्धांग, कमर दर्द, घुटना, जांघ एवं पिंडलियों आदि का दर्द दूर होते हैं, चेहरा कान्तिमान हो जाता है, मन बहुत शांत रहता है, क्रोध खत्म हो जाता है, भूख खूब लगती है, पेट के कीड़े इसके अभ्यास से मर जाते हैं। इस आसन के द्वारा जठराग्नि प्रदीप्त होती है और पेट का मोटापा दूर हो जाता है, नाभि-मंडल ठीक रहता है तथा मनुष्य हर समय प्रसन्न रहता है

नोटः कमर दर्द वाले इस आसन को आराम से करें। यदि ज़्यादा दर्द है तो प्रारम्भ में इसे तब तक नहीं करें जब तक कमर दर्द ठीक न हो जाये।

14. मयूरासन

इस आसन का आकार मयूर के समान होता है, इसलिए योगियों ने इसका नाम मयूरासन रखा है।

विधिः- दोनां पैरों के पंजों को आपस में मिलाकर दोनों घुटनों के बीच एक हाथ का अंतर रखकर दोनों पैरों की एड़ियों को मिलाते हुए गुदा को एड़ी पर रखकर बैठ जाए।

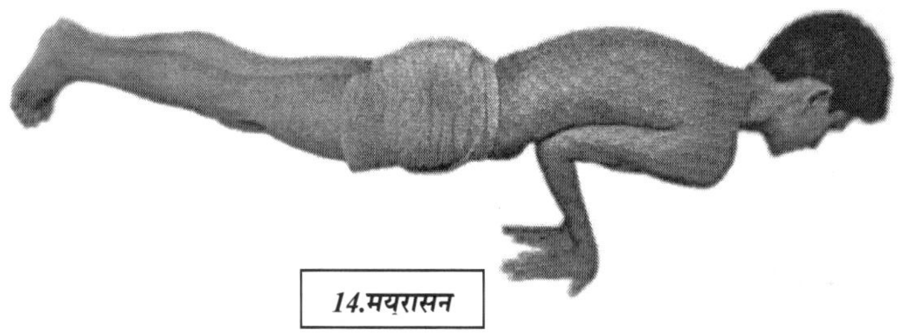

14.मयूरासन

तत्पश्चात्ए दोनों हाथों को घुटनों के अन्दर इस प्रकार रखें कि दोनों हाथों के बीच चार अंगुल का फासला रहे। इसमें हाथों को मिलाकर भी रख सकते हैं फिर दोनों कोहनियों को आपस में मिलाते हुए नाभि पर ले जाएं और सारे शरीर का भार कोहनियों पर देते हुए घुटनों और पैरों को ज़मीन से उठाए रखें। शुरू में सिर को आगे से ज़मीन पर लगाकर भी रख सकते हैं। अभ्यास होने पर इसके बाद दोनों पैरों को पीछे डंडे की भांति अर्थात् मयूर-पंख के समान सीधा पीछे की ओर फैला दें। और सिर का भाग सीधा रखें। जैसे चित्र न0-24 में है। ध्यान रहे कि दोनों कोहनियों का हिस्सा नाभि पर लगा रहेगा ओर सारे शरीर का हिस्सा दोनों हाथों पर ही रहेगा। इसी को मयूरासन कहते हैं।

लाभः यह आसन बदहज़मी, क़ब्ज़, वायु (गैस) की शिकायत के लिए रामबाण के समान है। पेट के समस्त रोग दूर होते हैं, इससे गरिष्ठ अन्न खाया हुआ भी तुरन्त भस्म हो जाता है क्योंकि यह आसन जठराग्नि को इतना प्रदीप्त कर देता है कि विष के समान अपकार करने वाले अन्न को भी पचा देता है। जैसे- मयूर, सांय, बिच्छु आदि को भी खाकर उसे आसानी से हज़म कर लेता हैए उसी प्रकार मनुष्य यदि मयूरासन का अभ्यास करे तो मयूर की तरह ही विष को भी पचा सकता है। यह पेट के समस्त रोग गुल्म, प्लीहा, यकृत आदि के लिए गुणकारी है तथा दूषित खाया हुआ अन्न भी अमृत के समान हो जाता है। जिस व्यक्ति को 15-20 मिनट मयूरासन करने का अभ्यास है उसको मयर के समान की सर्प और बिच्छु का विष नहीं चढ़ता।

यह आसन आँखों के लिए बहुत लाभदायक है। इसके करने से हाथों और दोनों बाहों में असीम बल आता है तथा फेफड़ों के लिए भी यह आसन बहुत उपयोगी माना गया है।

15. उत्कटासन

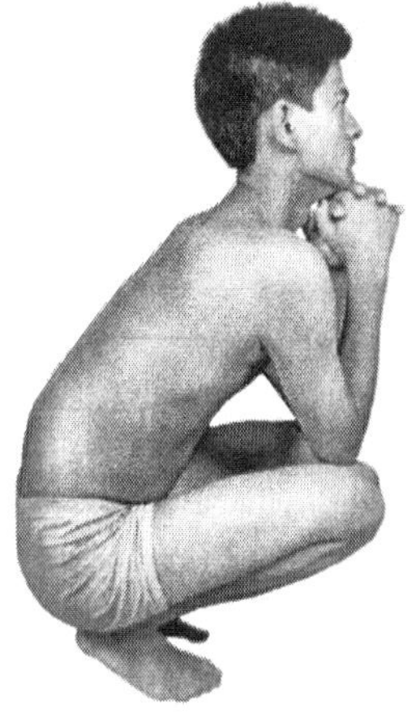

इस आसन में शरीर कुछ ऊपर की ओर उठा रहता हैए अर्थात् पूर्णरूपेण आसन पर स्थित नहीं रहता। इसलिए योगियों ने योगशास्त्र में इसका नाम उत्कटासन रखा है। घेरण्ड ऋषि इसके बारे में लिखते हैं-

अंगुष्ठभ्यामवष्टम्य धरां गुल्फे च खे गतौ।

तत्रोपरि गुंद नषस्य विज्ञेयमुल्कटासन।।

(घेरण्ड संहिता 2.20)

अर्थातृए जमीन पर बैठकर दोनों पांवों के पंजों के बल एड़ी को ऊपर उठाकर दोनों पैरों के अंगूठों पर ज़ोर

15.उत्कटासन

देते हुए एड़ी को भलीभांति उठा लें। तत्पश्चात् दोनां एड़ियों को आपस में मिलाते हुए गुदा को उस पर सटाकर रखें। फिर दोनों हाथों की अंगुलियों को परस्पर फंसा लें। इसे ही उत्कटासन कहते हैं। जैसे चित्र न0-15 में हैं।

लाभः इस आसन के अभ्यास से पांव और अंगुलियों के जोड़ों में दर्द होने वाली बीमारी दूर होती है। अखण्ड ब्रहमचर्य के लिए यह आसन उपयोगी है। इसके अभ्यास से वीर्य का प्रवाह उर्ध्वगामी होता है। इसके अभ्यास के समय उड्डीयान भी किया जाता है। जिससे पेट के समस्त विकार दूर होते हैं। इस आसन के बिना वस्तिकर्म करना अंसभव है। इसी आसन पर बैठकर ही जल वस्ति या पवन वस्ति की जा सकती है। वज्रोली का अभ्यास भी इसके बिना नहीं हो सकता। इसलिए यह आसन योगियों का परम गुप्त धन है। यह आसन मस्तिष्क को ताजगी पहुँचाता है तथा पेट से लेकर सिर तक का रक्त को अपने बल द्वारा खींचता है और पुनः अत्याधिक वेग से उसी जगह वापस पहुँचाता है। उत्कटासन पर बैठकर ही अधिकांश योगी लोग नौलि घुमाया करते हैं। इसलिए योगियों ने योगशास्त्र में उत्कटासन का बहुत महत्व बताया है।

16. कूर्मासन

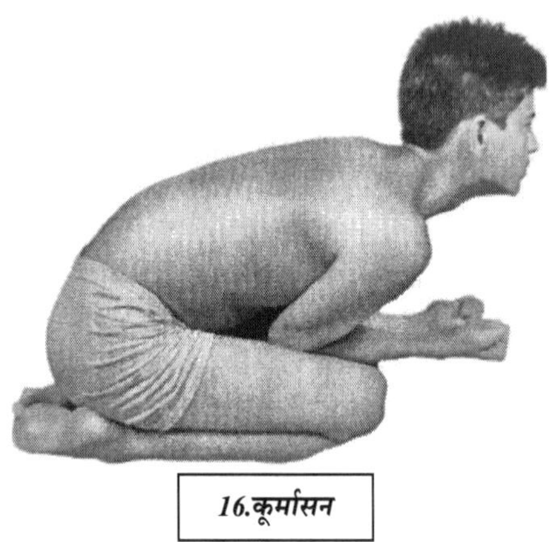

16.कूर्मासन

इस आसन का आकार कूर्म अर्थात् कछुए के समान है। इसलिए योगियों ने इसे कूर्मासन कहा है।

विधिः- ज़मीन पर दोनों पांवों को पीछे की ओर इस प्रकार ले जाएं कि दोनों एड़ियाँ दोनों नितम्बों की बगल में आ जाएं और पैर के दोनों पंजे आपस में छूते रहें। तत्पश्चात् दोनों हाथों की मुट्ठी बांधकर दोनों कोहनियों को आपस में मिलाकर नाभि पर ले जाएं। ध्यान रहे कि हथेली का हिस्सा, ऊपर की ओर रहेगा। जितना झुक सकें, शरीर के ऊपरी हिस्से को मोड़ते हुए झुके रहें। इसी स्थिति में स्थित रहते योगियों ने कूर्मासन कहा है जो चित्र न0-16 में है।

लाभः इस आसन के अभ्यास से घुटने का दर्द ठीक होता है ठंड कम लगती है। यदि कोई शीत स्थान में रहता हो और किसी प्रकार से कपड़ों की कमी के कारण ठंड सता रही हो तो इस आसन पर तुरंत बैठ जाए। 10-15 मिनट के अभ्यास से ही ठण्ड दूर हो जाएगी। इसके अभ्यास से शरीर में प्रचण्ड अग्नि उत्पन्न होती है तथा मन की एकाग्रता होती है। जैसे कछुआ अपनी सभी अंगों (अवयवों) को समेटकर अन्दर कर लेता है, उसी प्रकार मनुष्य इस आसन के अभ्यास से अपने मन को बाह्य जगत से हटाकर आंतरिक जगत में पहुँचा जा सकता है। तथा इससे पेट की बहुत सी बीमारियाँ ठीक होती है। जिनके पेट में हवा बनती हो उनको इस आसन से लाभ मिलता है।

कुण्डलिनी शक्ति की जागृति के लिए कूर्मासन बहुत उपयोगी है। इस आसन में योगी बर्फीले प्रान्त में भी शीत से प्रभावित नहीं होता तथा कोई-कोई योगी इस आसन के अभ्यास के समय श्वांस को रोककर भी प्रचण्ड अग्नि को उत्पन्न कर लेते हैं।

17. उत्तान कूर्मासन

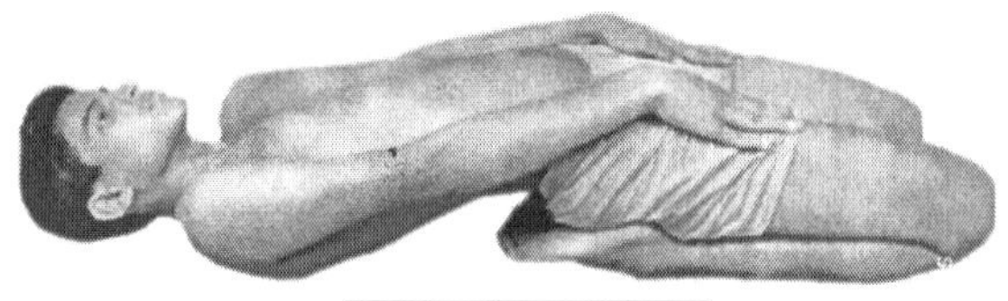

17.उत्तान कूर्मासन

पहले कूर्मासन में बैठकर दोनों हाथों से ज़मीन को पकड़ते हुए कोहनियों का सहारा लेते हुए पीठ के बल लेट जाएं। तत्पश्चात्ए दोनों हाथों को दोनों स्कन्ध के पास ले जाकर हाथों के सहारे गर्दन को पीछे मोड़कर सिर को जमीन से लगाकर, दोनों हाथों को जंघाओं पर रखें। इसे ही उत्तान कूर्मासन कहते हैं।

लाभः इस आसन के अभ्यास से ग्रीवा के समस्त रोग दूर होते हैं, मेरूदण्ड लचीला होता है, नृत्य कलाकारों के लिए यह उपयोगी है। कमर दर्द, श्वांस संबंधी बीमारियों, पेट के मोटापे को कम करने, कमर पतली, लचीली, सुन्दर एवं आकर्षक, पसीने की दुर्गन्धि, मस्तिष्क से संबंधित तंतुओं में धीरे-धीरे रक्त का प्रवाह करना आदि सभी में यह आसन उपयोगी है और बहत्तर हज़ार नाड़ियों की जो केन्द्र नाभि है उसको भी ठीक करता है। अर्थात् इस आसन का प्रयोग मस्तिष्क नियंत्रण, पेट गला और घुटनों के लिए उपयोगी है।

18. मण्डूकासन

इस आसन का आकार मण्डूक (मेंढक) के समान है, इसलिए इस आसन को योगियों ने मण्डूकासन कहा है।

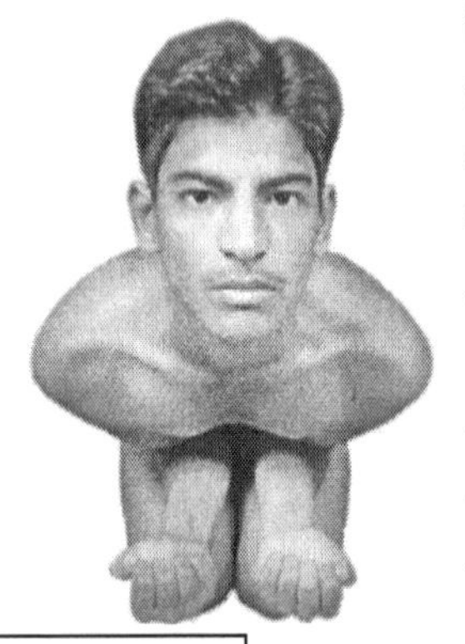

विधिः- दोनों पैरों को पीछे की तरफ मोड़कर बैठें। दोनों एड़ियाँ नितम्ब के साथ बगल में रहे (जैसे वज्रासन पर बैठते हैं)। दोनों घुटनों को आपस में मिलाते हुए दोनों हाथों की हथेलियों को एक के ऊपर एक रखकर या दोनों हाथों की मुट्ठी बांधकर अंगूठों की गाठों को नाभि के पास दोनों तरफ ले जाएं। तत्पश्चात्ए शरीर आगे की ओर झुकाकर मेंढक के समान देखते रहें, जैसे चित्र न0- 18 में है। इसी को मण्डूकासन कहा है।

18.मण्डूकासन

लाभः मण्डूकासन के अभ्यास से प्राण और अपान की एकता होती है, शरीर हल्का होता है। जिससे प्राणायाम के पश्चात् शरीर उठने में सहायता मिलती है। इसके अभ्यास से योगियों में मेंढक की तरह उछलने की शक्ति आ जाती है। पेट के अधिकांश रोगों में लाभ होता है, जिन्हें उदर-वृद्धि हो, उनको तो इस आसन का अभ्यास अवश्य करना चाहिए। जिन व्यक्तियों का श्वांस बहुत छोटा हैए जो कि एक मिनट में 13 या 15 श्वांस से ज़्यादा लेते हों, व वायु विकार, विकार वालों के लिए तो यह आसन रामबाण के समान है। इस आसन के अधिक अभ्यास से वायु की शिकायत नाम-मात्र भी नही रह जाती, यह आसन ऊर्ध्व वायु को ऊपर से निकाल देता है, और अधोवायु का नीचे से निष्कासन करता है।

19. उत्तान मण्डूकासन

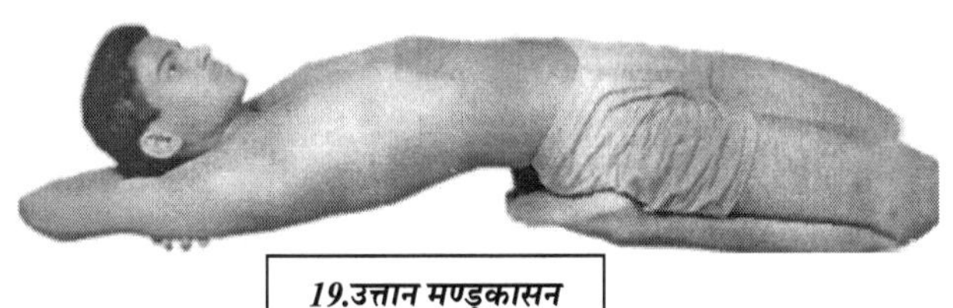

19.उत्तान मण्डूकासन

विधिः- मण्डूकासन में बैठकर पीछे की तरफ उलट कर सारे शरीर के हिस्से को मोड़ते हुए शरीर को ज़मीन से लगायें। दोनों बाजुओं को गले के ऊपर आपस में फँसा कर जमीन पर लेट जायें। इसे ही उत्तान मण्डूकासन कहते हैं। जैसे चित्र न0-19 में है।

लाभः इस आसन के अभ्यास से फेफड़ों की शुद्धि होती है, कमर पतली तथा लचीली बन जाती है, शरीर में सुन्दरता आती है। जिन व्यक्तियों को चक्कर आने की बीमारी हो, उन्हें यह आसन लाभदायक है। विकृत नाभि, खासकर, जिनकी नाभि ऊपर की ओर टली हुई हो, उन्हें इससे शीघ्र लाभ होता है। इसमें मण्डूकासन के लाभ भी मिल जाते हैं। प्राणायाम में विशेष लाभ तथा श्वास दीर्घ बनता है। जैसे मण्डूक अपनी जीभ को ऊपर चढ़ाकर श्वांस बिना लिए हुए सैंकड़ों हज़ारों सालों तक ज़िंदा रह सकता है। उसी प्रकार इसका अभ्यासी योगी दीर्घ जीवन प्राप्त कर सकता है।

20. गरूड़ासन

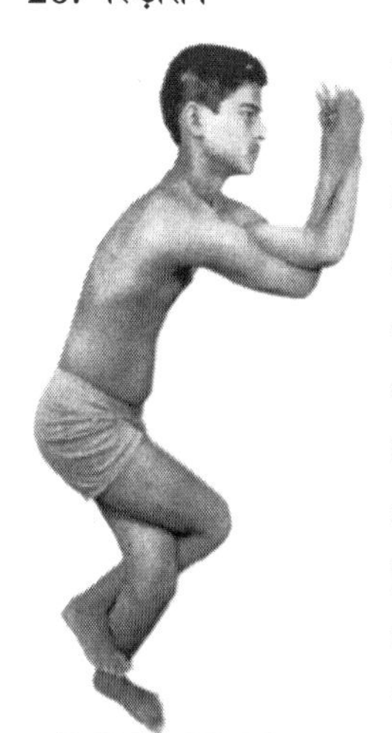

इस आसन का आकार गरूड़ पक्षी के समान है। इसलिए योगियों ने इसका नाम गरूड़ासन रखा है।

विधिः- ज़मीन पर खड़े होकर बाएं पांव से दाएं पांव की जंघा और पिंडलियों को लपेट लें और दोनों हाथों को इस प्रकार लपेटें कि रस्सी के समान सम्पूर्ण भुजा बँट जाए। इसे गरूड़ासन कहते हैं। जैसे चित्र न0-20 में है। इसमें एक और प्रकार बताया गया है। उपर्युक्त गरूड़ासन में ही नीचे बैठने का प्रयास करें। ध्यान रहे कि लपेटा हुआ हाथ सीने के सम्मुख गरूड़ की चोंच के समान होगा। पुनः इस क्रिया को पांव व हाथ बदलकर भी करना चाहिए।

20.गरूड़ासन

लाभः इसके अभ्यास से बढ़ा हुआ अण्डकोष भी ठीक हो जाता है। इसके अभ्यास से पैरों, घुटनों और जंघाओं को अपूर्व बल मिलता है। पैदल चलने वालों की इसके करने से शीर्घ ही थकान दूर होती है तथा जिनके घुटनों, पैरों और जोड़ों में दर्द रहता हो, अथवा गठिया हो, स्कन्ध (कंधे), कोहनी, भुजबल्ली तथा सम्ूपर्ण भुजाओं में किसी प्रकार दर्द या कम्पन आदि हो तो इस आसन के अभ्यास ठीक हो जाते हैं। गुदा आदि तथा मूत्र संबंधी रोगों में भी लाभप्रद है। जिनके अण्डकोष की वृद्धि हो उन्हें ये आसन लगाकर कुछ नीचे झुकने का प्रयास करना चाहिए, इससे शीघ्र लाभ होता है।

21. वृषभासन

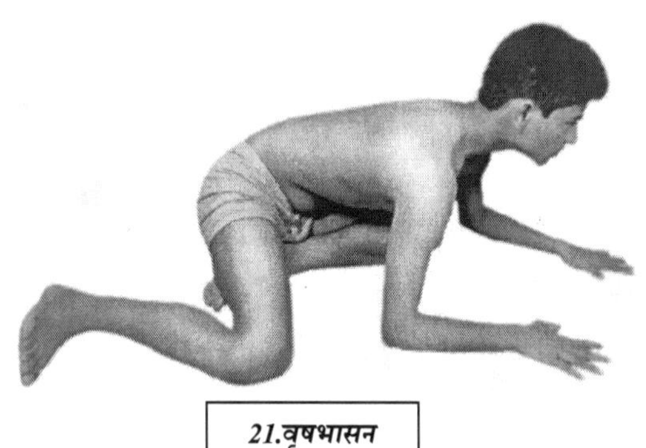

21.वृषभासन

इस आसन का आकार वृषभ अर्थात् बैल के समान होता है। इसलिए योगियों ने इसे वृषभासन कहा है।

विधिः- ज़मीन पर बैठकर दोनों घुटनों को मोड़ दें। तत्पश्चात् दोनों पावों को थोड़ी दूर के फासले पर रखते हुए दोनों हाथों को आगे की तरफ बैठे हुए बैल के पैरों के समान कर दें। जैसे चित्र न0-21 में हैं। इसे ही वृषभासन कहते हैं।

लाभः इस आसन के अभ्यास से शारीरिक शक्ति बढ़ती है तथा हाथ, बांह, स्कन्ध, जंघा और घुटनों सहित संपूर्ण अवयवों को भलीभांति बल मिलता है। पेट की दूषित वायु भी नीचे से निकल जाती है, चित्त में आनंद बढ़ता है, चंचलता को दूर कर गंभीरता मिलती है। बन्दूक चलाने वालों और शिकारियों के लिए परम उपयोगी है। जिनका स्वर ज़्यादा एक ही तरफ चलता है तो उन्हें इस आसन का अभ्यास अवश्य करना चाहिए। यदि बांई तरफ का स्वर चलता है तो दोनों पैरों को दांई तरफ निकाले रहें, इस प्रकार जिन्हें स्वर को बदलना हो इस आसन से बदल सकते हैं। इसके करने से त्राटक वाली सिद्धि भी मिल जाती है। यदि इस आसन का नेत्र के पलक झपके बिना किया जाए।

22. शलभासन

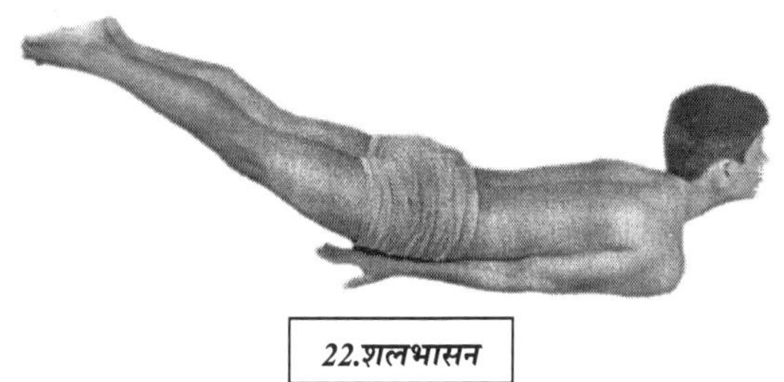

22.शलभासन

इस आसन का आकार शलभ अर्थात् टिड्डी के समान होता है, इसलिए योगियों ने इसे शलभासन कहा है।

विधिः- ज़मीन पर पेट के बल लेट जाएं। दोनों हथेलियों को कंधे के साथ इस प्रकार ज़मीन पर रखें कि हथेली कंधे के आगे-पीछे न हो। तत्पश्चात् दोनों पैरों को आपस में मिलाकर कमर के ऊपरी और नीचे के भाग को यथासध्य बलपूर्वक उठाते हुए स्थित रहें। ध्यान रहे कि कमर से पैर तक का हिस्सा मुड़ने न पाये, अर्थात् बिल्कुल सीधे रहे। इस आसन का दूसरा प्रकार यह भी है कि दोनों हाथों को पेट के नीचे ले जाकर दोनों पंजो को एक के ऊपर एक इस प्रकार रखें कि ऊपर का पंजा उपस्थ के नीचे आ जाए। तत्पश्चात् दोनों पैरों को आपस में मिलाकर सीधा रखते हुए कमर के ऊपरी तथा नीचे के भाग को यथासाध्य ज़मीन से उठाने का प्रयत्न करें जैसेः चित्र न0-22 में है।

लाभः इस आसन के अभ्यास से सीना चौड़ा होता है, कमर में लचीलापन आता है, कंधे तथा पेट के लिए उपयोगी, कब्ज़ ठीक होती है। जठराग्नि प्रदीप्त हो जाती है, मूत्र संबंधी रोग ठीक होते हैं। इससे नाभि अपने स्थान पर रहती है। यह आसन करने में सरल है किन्तु अत्याधिक लाभप्रद है। कमर दर्द व पीठ दर्द में भी लाभप्रद है। यह स्त्रियों को विशेष रूप से करना चाहिए। जिस प्रकार टिड्डियों में उछलने की शक्ति विशेष होती है उसी प्रकार यह आसन मनुष्य को उर्ध्वरेता करने में बहुत सहायता देता है।

से मिलती जुलती है। यह आसन अपने नाम से विपरीत गुणों को भी देता है। जबकि यह गुण अन्य आसनो में नही है।

23.मकरासन

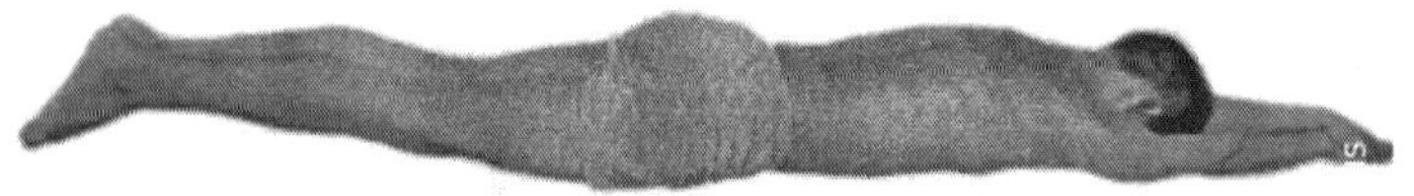

23.मकरासन

लाभ: इस आसन का अभ्यास कर[illegible]ती है। पेट ठीक होती है और हृदय संबंधी रोगों में काफी लाभप्रद होता है। जिन व्यक्तियों का शरीर टेढ़ा होता है उन्हें यह आसन जरूर करना चाहिए। इस आसन को करने से सूक्ष्म शक्ति की वृद्धि होती है, संपूर्ण शरीर मकर के समान ही दृढ़ हो जाता है। इसके प्रतिदिन अभ्यास करने से प्राण की गति भी धीमी अर्थात कम हो जाती है। मन में नम्रता का भाव जागृत होता है। योगियों और महात्माओं में साष्टांग दंडवत करने की नम्रता का भाव अधिक होता है। योगियों व महात्माओं में साष्टांग दंडवत करने की जो प्रणाली है वह इस आसन से काफी मिलती-जुलती है। यह आसन अपने नाम के विपरीत गुणों को सम्मिलित करता है। जबकि यह गुण अन्य किसी आसन में नहीं होते हैं।

विधि: जमीन पर पेट के बल लेट जाएं। दोनों हाथों को सिर की तरफ आगे फैलाकर आपस में मिलाकर हाथ के ऊपर हाथ रखें। तत्पश्चात, दोनों हाथों को आगे खींचे और पैरों को पीछे की तरफ खींच कर रखें। तथा जब शरीर में खिंचाव उत्पन्न होने लगे तो शरीर को उसी अवस्था में छोड़ दें। इसमें हाथ की स्थिति को बदल लें अर्थात, नीचे का हाथ अब ऊपर कर ले और ऊपर का हाथ नीचे कर ले। इसी अवस्था को मकरासन कहा जाता है जैसा कि चित्र नंबर 23 में दिख रहा है।

24.उष्ट्रासन

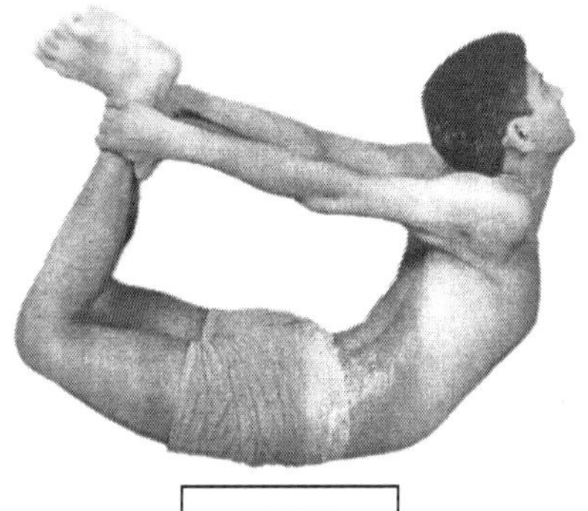

उष्ट्रासन

इस आसन का आकार बैठे हुए ऊँट के समान होता है। इसलिए योगियों ने इसे उष्ट्रासन कहा है।

विधि- पेट के बल लेटकर दोनो हाथो से दोनो पैरो की पिड़लियों के पकड़कर वक्षस्थल स्कन्ध और पेट के ऊपर के भाग को खीचते हुए स्थित रहें इसे ही योगियों ने उष्ट्रासन कहा है। जैसे चित्र नं0 24 मे है। उष्ट्रासन को कहीं.कहीं धनुरासन भी कहा जाता है। लेकिन यह बात गलत है क्योंकि धनुरासन के नाम से अलग आसन है।

लाभ- इस आसन से कब्ज ठीक होती हैए जठराग्नि प्रदीप्त होती है। पेट दर्द, टली हुई नाभि मे परम उपयोगी है तथा इसके अभ्यास से नाभि कभी टलेगी ही नहीए मोटापा दूर होता है, रीढ़ की हड्डी लचीली होती है। बुढ़ापा जल्दी नही आता मधुमेह वालो को लाभप्रद है, लम्बाई बढ़ती है। कमर दर्द वालो के लिए भी बहुत अच्छा है, तथा अच्छा स्वास्थ रखने के लिए यह आसन सभी के लिए उपयोगी है।

नोट- यह आसन हर्निया की शिकायत वालो को बिल्कुल नही करना चाहिए।

25. भुजंगासन

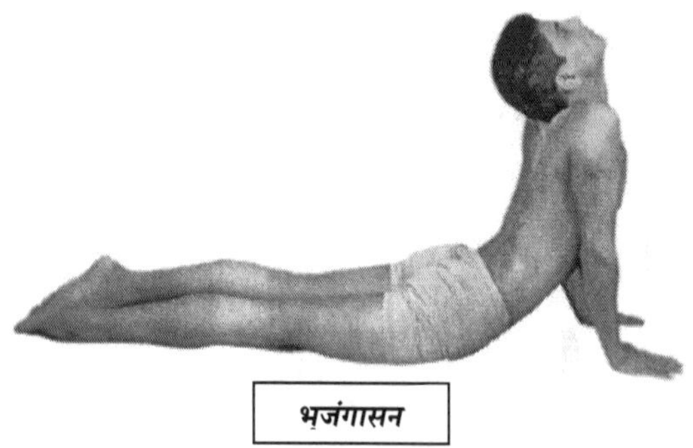

भुजंगासन

इस आसन का आकार भुजंग अर्थात् सर्प के समान होता है। इसलिए योगियो ने इसे भुजंगासन कहा है।

विधि- पेट के बल लेटकर दोनो पैरो को आपस मे मिलाते हुए बिल्कुल ज़मीन से चिपका ले। पैरो की अगुलियो से लेकर नाभि तक के हिस्से को ज़मीन से लगाकर दोनो हाथो को कंधे के सामने ज़मीन पर इस प्रकार रखे कि दोनो हाथ कन्धो से आगे पीछे न हो। तत्पश्चात् हाथो के बल नाभि के ऊपरी भाग को यथासाध्य ऊपर की तरफ इतना झुकाऐ कि कमर का ऊपरी भाग बिल्कुल फणधर (कोबरा) सर्प की भांति हो जाए जैसे चित्र नं0 25 में है।

लाभ- इस आसन के अभ्यास से कब्ज, बदहज़मी तथा वायु की शिकायत दूर होती है, जिन्हें कब्ज की शिकायत है। उन्हे यह आसन जरूर करना चाहिए। शंख-प्रक्षालन क्रिया इस आसन के बिना हो ही नही सकती जो षटकर्म की महत्वपूर्ण किया हैए जिससे पेट की पूर्ण सफाई की जाती है। इस आसन से कमर पतली तथा सीना चौड़ा होता है। यह आसन स्त्री तथा पुरूषो के लिए समान रूप से उपकारी है तथा इस आसन को बाल, युवा, वृद्ध रोगी तथा निरोगी सभी कर सकते है। यह आसन मोटापे को दूर करने के लिए बहुत अच्छा माना गया है। इसके करने से सम्पूर्ण शरीर सुन्दर तथा कान्तिमान हो जाता है। यह आसन हर्निया वाले रोगियो को नही करना चाहिए।

26. चक्रासन

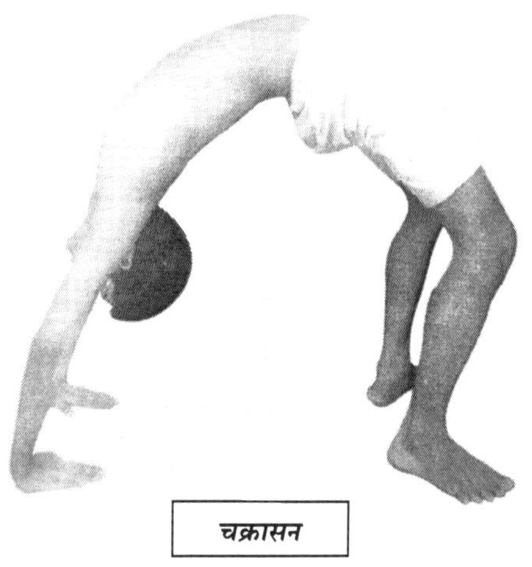

चक्रासन

इस आसन का आकार गोल अर्थात् चक्र के समानन होता है। इसलिए योगियो ने इसे चक्रासन कहाँ है।

विधि- ज़मीन पर पीठ के बल लेटकर दोनो पैरो को नितम्बो के साथ सटाकर ज़मीन पर रखे। तत्पश्चात् दोनो हाथो की दोनो हथेलियो को सर के दोनो तरफ ज़मीन पर जमा दे, फिर कमर को इतना उठाये कि शरीर का हिस्सा बिल्कुल गोल हो जाये। जैसे चित्र न0 26 मे है। कुछ देर इसी परिस्थिति मे रहने के बाद धीरे-धीरे कमर को नीचे ज़मीन पर लाये। इसमे कई विधान है। कोई.कोई इसमे पैर के बजाय पैरो के पंजो पर ही सारे शरीर को ऊपर उठाकर रखते है। कोई-कोई खड़े होकर दोनो हाथो को सामने की और से ऊपर उठाते हुए पीछे की तरफ ले जाते हुए ज़मीन को दोनो हाथो से पकड़कर करते है। लेकिन पहले जैसा चित्र न0 26 में दिखाया गया है वैसा पहले भलीभाँति अभ्यास कर लेते है। इसके बाद ही खड़े होकर चक्रासन का अभ्यास करते है।

लाभ- इस आसन के अभ्यास से मनुष्य बुढ़ापे को आसानी से जीत सकता है। इस आसन का सीधा प्रभाव मेरूदण्ड़ पर पडता है शरीर लचीला बन जाता है। अर्थात् खड़ की भाति हो जाता है। इससे कमर पतली, सीना चौड़ा होता है, शरीर में अद्भुत सुन्दरता

आती है। इस आसन का अभ्यास धीरे-धीरे करना चाहिए, शक्ति से अधिक नही करना चाहिए। यह आसन नृत्य-कलाकरो के लिए दिव्य देन से कम नही है। इससे नाभिमण्ड़ल स्वतः ही अपने स्थान पर आ जाता है, और शरीर के अन्दर बहत्तर हज़ार नाड़ियो मे स्थिरता तथा अधिक से अधिक रक्त संचार होने लगता है। इस आसन का प्रभाव कमर, घुटनेए हाथ.पांवए स्कन्ध, वक्षस्थल, बाहु और पैर आदि परर भलीभांति पड़ता है, तथा सभी अवयवो की पुष्टि होती है। यह आसन स्त्री पुरूष दोनो के लिए समान रूप से लाभदायक है। इसके अलावा जिन व्यक्तियो के फेफड़ों की हड्डिया वृद्ध आदमी के समान कड़ी हो गई हो उन्हे यह आसन जरूर करना चाहिए।

27.सुप्तपवनमुक्तासन

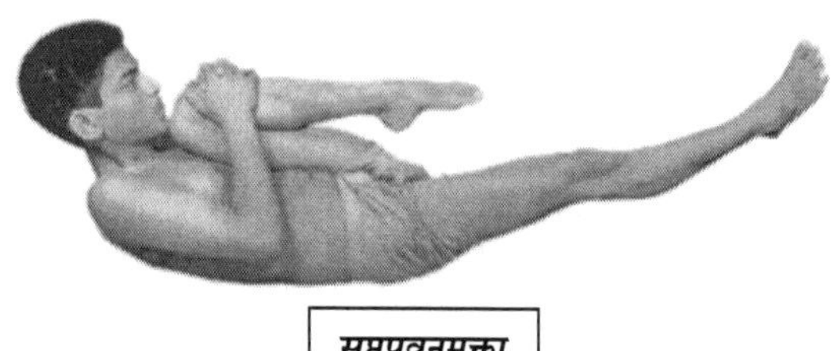

सुप्तपवनमुक्ता

इस आसन के अभ्यास से वायुविकार नष्ट होता है। यह आसन सो कर किया जाता है। इसलिए इसका नाम सुप्तपवनमुक्तासन रखा गया है।

विधि- ज़मीन पर पीठ के बल दोनो पांवो को फैलाकर लेट जाए तत्पश्चात् एक पांव को दोनो हाथो से पकड़कर पिडली और जंघा को घुटने के नीचे इस प्रकार पकड़े कि मुड़ा हुआ पाव दोनो हाथो के बीच फस जाए तथा पेट के ऊपर इसका दबाव रहे। तत्पश्चात्ए सिर को किंचित् उठाते हुए हाथो से पकड़े गए पैर के घुटने से ठुड्डी लगाए। इसमे कमर का ऊपरी और निचला भाग ज़मीन से बिल्कुल ऊपर उठ जायेगा तथा दूसरे पैर को ज़मीन से एक फुट ऊपर उठाकर सीधा रखे तथा इस पैर के अगूठे को बाहर की ओर खीचकर रखे और देखे पैर के अगूठे फैले हुए हो। जैसे चित्र न0 27 मे है। इस आसन को क्रम से बार-बार बाए तथा पांव से बदलकर करना चाहिए तथा इसमे दोनो पैरो को एक साथ पकड़कर रैलिग भी आगे पीछे कर सकते है।

लाभ- इस आसन के अभ्यास से पेट मे हवा होने की शिकायत दूर होती है। अपच की शिकायत, कमजोर पेट तथा कमजोर आंतो की निशानी है जो इस आसन से दूर हो जाती है। यदि आंतो मे हवा होगी तो गुदा द्वार से शीघ्र ही बाहर निकल जाएगी। इसके अभ्यास से नितम्ब पुष्ट और सुन्दर बन जाते हैं। पैरो की नाड़ियों मे रक्त का संचार भली भांति होता है, जिनके परिणाम से घुटने का दर्द, गठिया, कमर दर्द, पाचन क्रिया, वायु विकार आदिआसानी से ठीक हो जाते है। इसका प्रभाव सारे शरीर पर अच्छा पड़ता है। लेकिन कमर के लिए यह आसन बहुत ही लाभप्रद माना गया है।

28. उत्तानपादासन

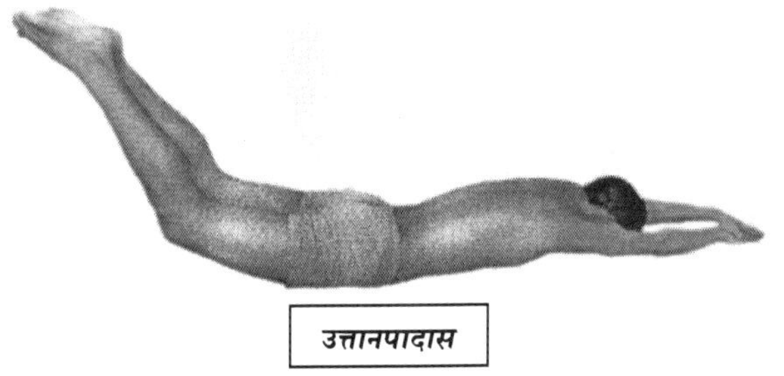

उत्तानपादास

इस आसन के अभ्यास में दोनो पैरों को सामने फैलाकर ज़मीन से उठाते है। इसलिए इस का नाम उत्तानपादासन है।

विधि- इसमे ज़मीन पर पीठ के बल दोनो पैरो को फैलाकर आसानी से लेट जाए। तत्पश्चात् दोनां पैरों को फैलाकर आसानी से लेट जाए। तत्पश्चात् दोनो हाथो को दोनो नितम्बो से लगाकर ऊपर का तथा नीचे का हिस्सा ऊपर उठायें। सिर को व दोनो पैरों को ज़मीन से एक फुट ऊपर उठायें। तत्पश्चात् दोनो हाथों को नितम्बों से हटाकर फैली जंघा के पास सीधा रखे। ध्यान रहे कि कमर से ऊपर और नीचे का हिस्सा किंचित् भी ज़मीन से लगाने न पाये। केवल कमर का हिस्सा ज़मीन पर लगा रहे। जैसे चित्र न0 28 में हैं।

लाभ- इस आसन में सम्पूर्ण शरीर को कमर के बल तोलते हैए जिसका प्रभाव नाभि स्थान पर पड़ता है जो शरीर के बीच में है। जहाँ पर बहत्तर हज़ार नाड़ियों का केन्द्र स्थान है। इसे मणिपुर चक्र भी कहते हैं। यह नाभिचक्र सर्वदा अपने स्थान पर रहता

है, तभी आदमी का स्वास्थ ठीक रहता है, इसके किंचित् भी ऊपर.नीचे बायें.दायें और तिरछे जाने से तुरन्त ही मनुष्य से अन्दर बीमारी आ जाती है। जिसके फलस्वरूप पेट में दर्द होना, पेट मे हवा बनना, बदहज़मी, पतली टट्टी का आना तथा नाना प्रकार की बीमारियाँ होने लगती है। इस केन्द्र को ठीक करने के लिए यह उत्तानपादासन सर्वोत्तम है। जिसके द्वारा नाभि मंड़ल स्वतः ही ठीक हो जाता है। इस विज्ञान को आधुनिक डॉक्टर तथा वैज्ञानिक कुछ कम ही समझ पाते है जो ठीक नहीं है। इसके अभ्यास से शरीर के सूक्ष्म तन्तुओ पर इतना अच्छा प्रभाव पड़ता है कि इसके फलस्वरूप मनुष्य को घबराहट (नर्वस नेस) इत्यादि बीमारियाँ नहीं हो सकती।

29. नौकासन

इस आसन का आकार नौका अर्थात् नाव के समान है। इसलिए इसका नाम नौकासन रखा है।

विधि- ज़मीन पर पेट के बल लेट जाए और दोनो हाथो को डंड़े की भांति आगे की ओर फैलाकर केवल पेट से ऊपर के और नीचे के भाग को बलपूर्वक दोनो तरफ खींचते हुए इतना उठाये कि शरीर के पांवो और हाथो का हिस्सा नौका की तरह हो जाए। जैसे चित्र न0 29 में है।

लाभ- इस आसन के अभ्यास से पेट का मोटापा कम होता है। कब्ज की शिकायत दूर होती है, पाचन शक्ति में वृद्धि होती है। फेफड़ों से संबंधित बीमारियों के लिए यह आसन लाभकारी बताया गया है। इसके अभ्यास से गलाए पेटए पावए स्कंध आदि की मांसपेशियों में भी भलीभाँति रक्त का संचार होने लगता है। इसके द्वारा शरीर फुर्तीला तथा हल्का हो जाता है। कमर दर्द में लाभदायक है। आँखों की ज्योति बढ़ाने व लम्बाई बढ़ाने में इससे सहायता मिलती है।

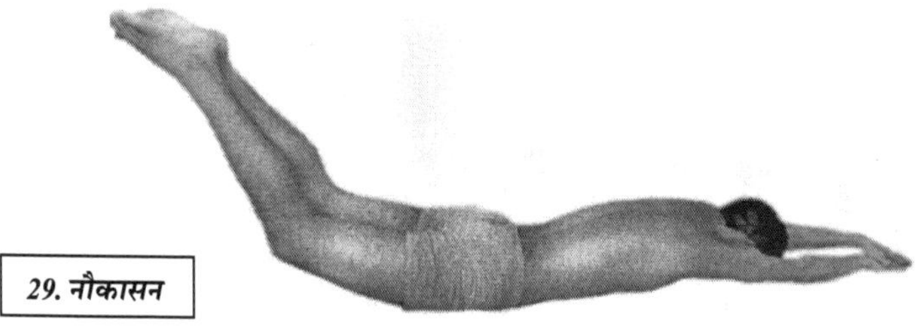

29. नौकासन

30. कोनासन

इस आसन का आकार कोन के समान है। इसलिए योगियों ने इसका नाम कोनासन रखा है।

विधि- दोनो पावों को फैलाकर बायें हाथ को नीचे बायें पांव के पंजे पर रखते हुए ध्यान रहे कि कमर का हिस्सा आगे पीछे न होने पाए। इसी क्रिया को पुनः बदलकर दूसरी ओर से करना चाहिए। जैसा चित्र न0 30 में है। कोनासन कई प्रकार के होते है। लेकिन यहाँ एक प्रकार ही दिया जा रहा है।

लाभ- इस आसन के अभ्यास से कमर दर्दए पसलियों का दर्दए फेफड़ों की कमज़ोरीए फोड़ा फुसी के बिकाए अर्थाग (साइटिका पेन) की बीमारी हो, शरीर मे टेढापन दूर करने व सीधा चलने में जिन्हें असुविधा हो उन सब के लिए यह आसन बहुत लाभदायक है। तथा इससे शरीर के पुठ्ठे भी पुष्ट होते है। शरीर की फालतू चर्बी कम होती है। इसके करने से लम्बाई बढ़ती है। इस आसन के करने से ठिगनापन दूर होता है। औरतों के लिए विशेष हितकर है क्योकि गर्भवती स्त्रियाँ भी इस आसन को गर्भधारण के पश्चात् 6 और 7 मास तक भी इसे धीरे-धीरे कर सकती है। क्योकि शरीर के अंदर जो बायें.दायें तिरही नाड़ियां गई है उनको यह संतुलित करता है और लम्बाई के साथ-साथ सुंदरता को भी बढ़ाने मे यह आसन बहुत सहयोग करता है। इस आसन को जल्दी-जल्दी नहीं करना चाहिए। अर्थात् धीरे-धीरे करने से ज्यादा लाभ होता है।

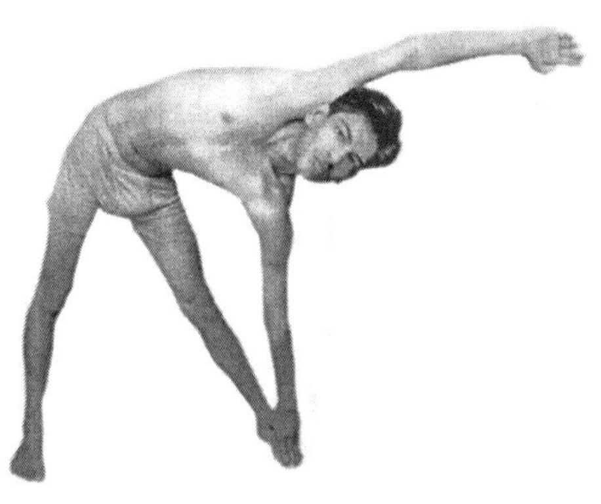

30. कोनासन

31.भूनमनासन

इस आसन में शरीर को ज़मीन को स्पर्श किया जाता है। इसलिए इसका नाम भूनमनासन रखा है।

विधि- ज़मीन पर नितंब के बल बैठकर दोनो पैरों को गिद्ध के पंख की भांति फैला दें। तत्पश्चात् दोनो हाथों से दोनो पैरों के अंगूठो को पकड़ कर सिर पेट सीना तथा ठुड्डी को ज़मीन से स्पर्श करते हुए स्थित रहे। इसे भूनमनासन कहते हैं। जैसे चित्र न0 31 में है। इस आसन को धीरे-धीरे आराम से ही करना चाहिए। झटके व बल के साथ नहीं करें वरना जंघाओं की नाड़ियों मे खिंचाव हो जाने का भय रहता है।

लाभ- इस आसन के अभ्यास से बवासीर और मूत्र संबंधी बीमारियों की शिकायत दूर होती है। नृत्य कलाकारो के लिए तो दिव्य देन से कम नहीं है। कमर मे लचीलापन आता है। कमर से नीचे के भाग को सुंदर व सुडौल बनाता है। नितंबों की मांस पेशियों को ठीक करता है। शरीर रबड़ की तरह इतना लचीला हो जाता है कि किसी भी ओर शरीर को दायें.बायें आगे.पीछे आराम से मोड़ा जा सकता है। श्वास की गति निम्न हो जाती है। मन एकाग्र हो कर ध्यानवस्था को प्राप्त हो जाता है। प्रारंभ में श्वास लम्बा चलने लगता है और धीरे-धीरे श्वास की गति इतनी कम हो जाती है कि श्वास नहीं चलने लगता है। इस आसन को महिलाएं पुरूषों की अपेक्षा जल्दी कर लेती हैं। लेकिन इसका अभ्यास नित्य प्रतिदिन करना चाहिए। ऐसे आसनों के लिए दूध के साथ हल्दी खाने का विधान बताया गया है।

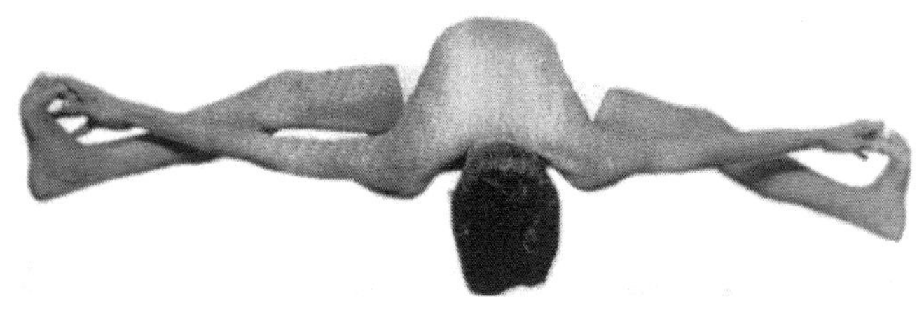

31.भूनमनासन

32. सर्वांगासन

इस आसन मे शरीर के प्रत्येक अंग पर अच्छा प्रभाव पड़ता हैए अर्थात् एक ही आसन से सपूर्ण शरीर का व्यायाम हो जाता है। इसलिए योगियों नें इसका नाम सर्वांगासन रखा है।

विधि- ज़मीन पर दोनो पांवो को फैलाकर पीठ के बल लेट जाएंए दोनों हाथों की हथैलियों को नितंब के बगल मे जमा दें। तत्पश्चातृए कमर के निचले हिस्से को अर्थात् दोनो पावो को ज़मीन से धीरे-धीरे ऊपर उठाते हुए इतना पीछे लाएं कि दोनो पांवो के अगूठे सिर के पीछे ज़मीन से लग जाए। इसी स्थिति मे रहने को ही सर्वांगासन कहते है। तत्पश्चातृए दोनो पैरो को धीरे-धीरे उस स्थान तक वापिस ले आये जिस स्थान से शुरू किया था। ध्यान रहे कि जब तक वापस पैर जमीन पर न आ जाए तब तक सिर ज़मीन से न उठने पाए। जैसे चित्र न0 32 में है।

लाभ- इस आसन के अभ्यास से पैरों तक का रक्त आसानी से दिल मे पहुँच जाता है। इसके अभ्यास से शरीर के अन्दर रक्त संचार मे किसी प्रकार की भी गड़बड़ी नही रहती। इसे चर्मरोग व मोटापा कम करने मे प्रधान आसन माना गया है, शरीर में सुन्दरता आँखों में तेज और मुख पर प्रसन्नता आ जाती है। इस आसन से स्त्रियों को भी लाभ पहुँचाता है। अर्थात् गर्भाशय में यदि स्थिरता न हो तो उड्डीयन के साथ इसका अभ्यास कराया जाता है। इससे गर्भाशय संबंधी दर्द जो गर्भाशय की चंचलता के कारण होता है शीध्र ही दूर हो जाता है। इस आसन को आराम से करें झटके से नही वरना नाड़ियों मे ख़राबी आने का ड़र रहता है। यदि किसी कारण इस आसन से नाड़ियों में दर्द हो जाए तो सर्वांगासन के बाद उष्ट्रासन तुरन्त करना चाहिए जिससे 1 मिनट के अन्दर ही दर्द चला जाएगा। इसके अभ्यास से रीढ़ की हड्डी लचीली होती हैए शारीरिक निरोगताए शरीर की दुर्गन्ध दूर होती हैए कमर पतली नितम्ब का विशेष मांस समान हो जाता है। इसके करने से बुढ़ापा नही आता तथा यह आसन बालए युवाए वृद्धए स्त्री और पुरूष

सभी के लिए उपयोगी है। केवल ब्लड प्रेशर और हृदय के रोगी इसे सोच समझकर योग गुरू से सीखने के बाद ही करें। ज्यादा रोग हो तो नही करना चाहिए।

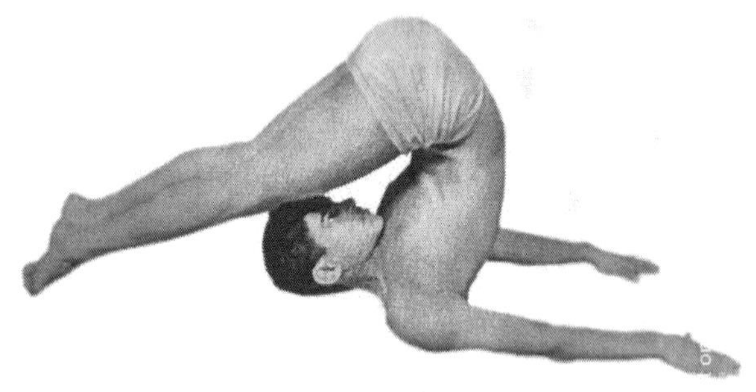

32. सर्वांगासन

33. आकर्ण धनुरासन

इस आसन का आकार जिस प्रकार धनुष पर बाण चढ़ाकर खीचा जाता है उसी प्रकार का है, इसलिए इसका नाम योगशास्त्र में आकर्ण धनुरासन कहा गया है।

विधि- दोनो पैरों को ज़मीन पर डण्डे की भाँति सामने फैलाकर बैठ जाए। तत्पश्चात् दायें हाथ से बायें पैर के अगूठे को पकड़ ले और बायें हाथ से दायें पैर के अगूठे को पकड़ लें। तत्पश्चात् बायें हाथ से पैर को खींचते हुए इतना लाए कि दायें पैर का अगूठा कान से स्पर्श हो जाए। जैसे चित्र न0 33 में है। पुनः इस आसन को बदलकर बायें पांव को खीचकर दायें कान के पास लाकर करें।

लाभ- यह आसन भी धनुरासन के समान ही लाभकारी है। लेकिन इसमें विशेषता यह है कि यह आसन बायें दायें अर्थात् शरीर के अन्दर जो नाड़ियाँ तिरछी होकर दोनो तरफ को गई हुई है उनको विशेष लाभ पहुँचाता है। इसलिए यह आसन जिन व्यक्तियों की नस चढ़ गई हो उनके लिए विशेष उपयोगी बताया गया है। इस आसन के अभ्यास से संपूर्ण नाड़ियों में रक्त का प्रवाह भलीभाँति होने लगता है। बन्दूक और धनुष चलाने वालों को अर्थात् निशानेबाज़ों के लिए यह आसन विशेष उपयोगी है। इस आसन के अभ्यास से भुजाए बाहुए स्कन्धए सीनाए कमरए पीठए जंधा और पिंडलियो पर भलीभाँति खिंचाव पड़ता है। जिसके परिणामस्वरूप इन सभी अवयवों (अंगो) को यह आसन सुन्दर पुष्ट एंव मजबूत बनाता है। जो मनुष्य इसका नित्यप्रति अभ्यास करता है उसका शरीर धनुष के समान लचीला हो जाता है।

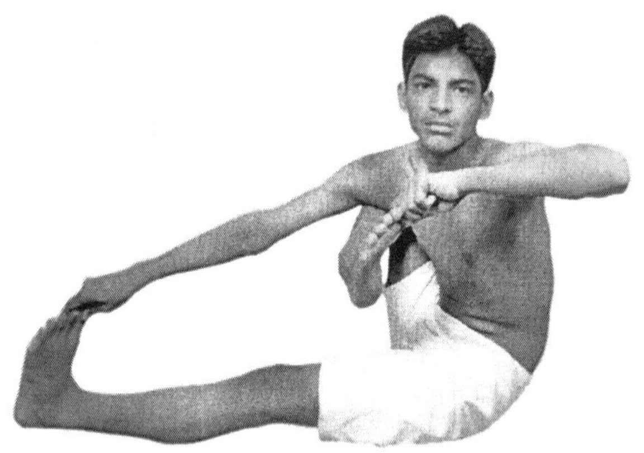

33. आकर्ण धनुरासन

34.ऊर्ध्वहस्तोत्तानासन

यह आसन दोनो हाथो को ऊपर की तरफ बल देते हुए किया जाता है। इसलिए इसका नाम ऊर्ध्वहस्तोत्तानासन है।

विधि- ज़मीन पर खड़े होकर दोनो हाथो को ऊपर की तरफ फैलाकर दोनो हाथो की दसो उंगलियों को आपस मे फंसाकर ऊपर की ओर जोर देते हुए क्रमशः बायें दायें भी करें। जैसे चित्र न0 34 में है।

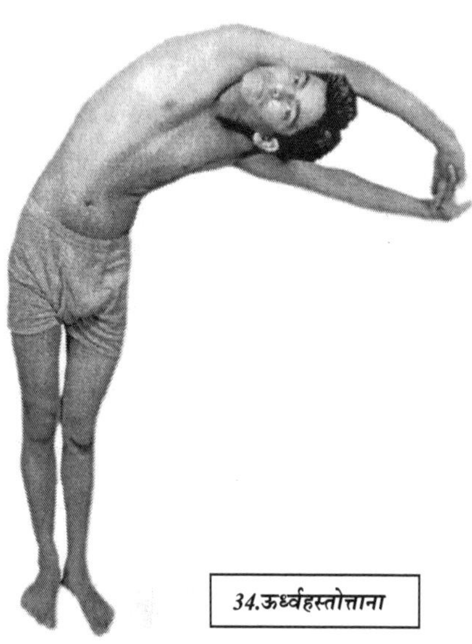

34.ऊर्ध्वहस्तोत्ताना

लाभ- इस आसन से कब्ज व पसली आदि के दर्द अति शीघ्र दूर हो जाते हैं। कमर पतली व सीना चौड़ा हो जाता है। इसके अभ्यास से लम्बाई भी बढ़ती है तथा सबसे विशेष गुण यह है कि यह शखप्रक्षालन की शोधन क्रिया में (जिसमे पेट की संपूर्ण आंतो की सफाई हो जाती है) किया जाता है। इस आसन के बिना शंखप्रक्षालन हो ही नहीं सकता।

35. पादांगुष्ठासन

यह आसन केवल पांव के अंगूठे पर सारे शरीर का भार देकर किया जाता है। इसलिए योगियों ने इसका नाम पादांगुष्ठासन रखा है।

विधि- ज़मीन पर बैठकर प्रथम दायें पांव को बायीं जंघा पर लाये। तत्पश्चात् पांव की एड़ी को ज़मीन से ऊपर उठा दें और दोनो हाथो से कमर को पकड़कर इसी स्थिति मे रोके रहे। जैसे चित्र न0 35 मे है। ध्यान रहे कि एड़ी और एड़ी के ऊपर का हिस्सा सिवनी नाड़ी को भलीभाँति दबाए रखेगा। अगर ऐड़ी ठीक प्रकार सिर की नाड़ी पर नही लगेगी, तो विशेष लाभ नहीं होगा। पुनः इस आसन को पास बदलकर दायें पांव से उतनी ही देर करना चाहिए जितनी देर प्रथम बायें पांव से किया है।

नोट- आसन करते समय यह ध्यान रखना जरूरी है कि शरीर का समस्त भार केवल पैर के अँगूठे पर ही रहे। इस आसन को ध्यानपूर्वक और भलीभाँति गुरू से सीखकर करने से विशेष लाभ होता है।

लाभ- इस आसन के अभ्यास से अखण्ड ब्रहमचर्य की सिद्धि प्राप्त होती है तथा स्वप्नदोष की बीमारी व इसके प्रभाव से समस्त प्रकार के वीर्य दोष दूर हो जाते है। क्योंकि सिवनी नाड़ी (जो वीर्य बहाने वाली नाड़ी है) से मनुष्य वश मे हो जाती है। मन एकाग्र होता तथा विशेष इस आसन में यह है कि मनुष्य के अन्दर पूर्ण वीर्य के होते हुए भी अपनें आप को वश में करने की शक्ति होती हैं। क्योंकि वीर्य और रज का पतन होना ही पुरूष और स्त्री का पतन हैं। इस पतन के अनेकों कारण हैं और इसके मार्ग भी अनेकों हैं। पुरूष और स्त्री के संयोग से मल-मूत्र द्वारा आँखों के कीचड़ से थूक से खकार से पसीने इत्यादि अनकों द्वारों से रज और वीर्य का पतन ता हैं। इसलिए ब्रह्मचारी वही हैं जो आठ प्रकार से वीर्य की रक्षा करता हैं। इस आसन से वीर्य वहां नाड़ी स्वतः ही अपने वश में आती हैं। इसलिए यह आसन सभी बाल, वृद्ध, रोगी, निरोग, गृहस्थ, तथा सन्यासी और ब्रहमचारी सभी के लिए अत्यंत उपयोगी बताया गया है।

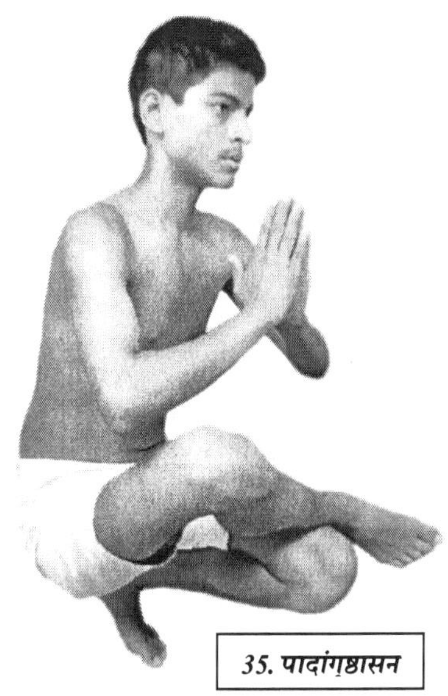

35. पादांगुष्ठासन

36. गर्भासन

इस आसन का आकारए गर्भ में जिस प्रकार बच्चा स्थित रहता हैं उसी प्रकार का होता हैं। इसलिए योगियों ने इस आसन का नाम गर्भासन रखा हैं।

विधि- बाएं पांव की एड़ी को दाई जंघा पर लायें और दाए पांव की एंड़ी को बाई जंघा पर लायें। तत्पश्चातृए दोनों जंघाओं और दोनो पिण्ड़लियों के बीच में दोनों हाथों को धीरे धीरे प्रवेश कराएं और दोनों हांथो को धीरें.धीरे इतना बाहर से बाहर आ जाएं। तत्पश्चात् दोनां घुटनो का यथासाध्य ऊपर उठाते हुए स्कल्थ के पास लाने का प्रयत्न

करेंए फिर दोनों हाथों से गाल अथवा कान या गले को दोनों तरफ से आसानी से पकड़ कर यथासाध्य इसी स्थिति में रहें जैसे चित्र नं0 36 में हैं।

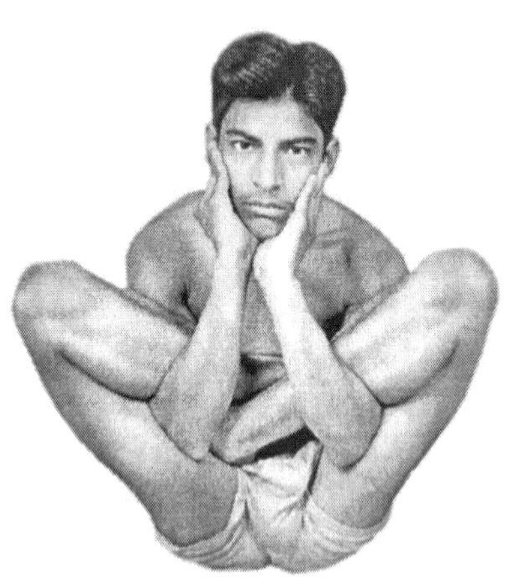

लाभ- इस आसन में पद्मासन व बद्ध पद्मासन के सभी गुण होते हैं यह आसन स्त्रियों के लिए विशेष उपयोगी हैं। इस आसन का प्रभाव गर्भाशय पर जितना अच्छा पड़ता है उतना चौरासी लाख आसनों में से किसी और का नही पड़ता। गर्भाशय संबंधी समस्त रोग ठीक हो जाते हैं। इस आसन को जो स्त्रियां संतान चाहती है और जो नहीं चाहती हैं सभी के लिए समान रूप से हितकर हैं। मासिक धर्म का समय पर होना और उचित समय तक मासिक स्त्राव रहना मासिक धर्र्म का रंग ठीक रहना, चक्कर नहीं आनाए यही स्त्रियों के स्वस्थ्य गर्भाशय की निशानी हैं।

36. गर्भासन

गर्भाशय -जनित रोग के कारण ही सतांन का न होना, अधांपन, अंगहीनता, निबर्लता आदि बीमारियाँ शिशु उत्पन्न होते ही पैदा होती हैं। जिनके गर्भाशय ठीक नहीं रहतें वे कभी.कभी सुन्दर व निरोग नहीं रह सकतीं और न ही उनके बलिष्ठ व सुन्दर संतान पैदा हो सकती हैं। इस आसन को कठिन समझकर छोड़े नहीं। इससें पैर, फेफड़े, सीना, स्कन्ध, कमर, जंघ, घुटना, पिंडली, नितम्ब, मेरूदण्ड़ सहित सारे अंगो में अपूर्व बल तथा फूर्ति आती हैं। इसे ज्यादा से ज्यादा मनुष्य को आक्सीजन मिलती हैं तथा शरीर में जो नाईट्रोजन होती हैं वह इसके अभ्यास से स्वतः ही बाहर आ जाती हैं।

37. ब्रह्मचर्यासन

इस आसन के अभ्यास से ब्रह्मचर्र्य के पालन में सहायता मिलती हैं। अर्थात् इसके अभ्यास से अखण्ड ब्रह्मचर्य की सिद्धि होती हैं। इसलिए यागियों ने इसका नाम ब्रह्मचर्यासन रखा हैं।

विधि- ज़मीन पर घुटनों के बल बैठ जाएं। तत्पश्चात् दोनों पैरों को दोनो तरफ फैलाकर दोनो हाथां को दोनों घुटनों पर रखें। नितम्ब और गुदा का भाग ज़मीन पर लगा रहेगा। जैसे चित्र न0 37 में हैं। इस प्रकार शांत चित्त से बैठे रहें। इसे ही ब्रह्मचर्यासन कहतें हैं।

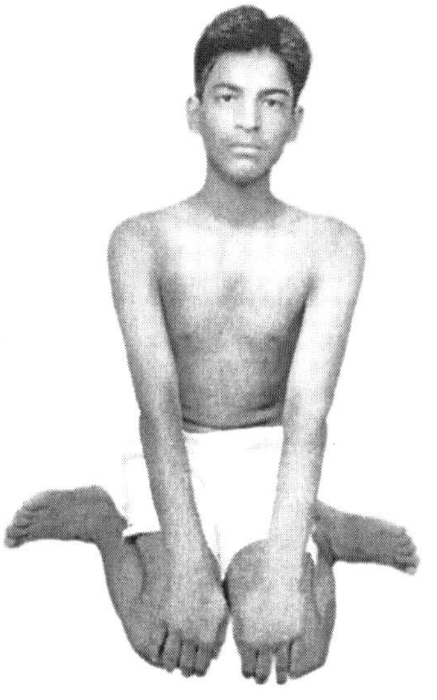

37. ब्रह्मचर्यासन

लाभ- इस आसन से वीर्य वहां नाड़ी का प्रवाह शीघ्र ही ऊर्ध्वगामी हो जाता हैं और सिवनी नाड़ी की उष्णत्ता कम हो जाती हैं। इसके परिणाम स्वरूप स्वप्न दोष की बीमरियों के लिए यह परम उपयोग सिद्ध हुआ हैं। जिन व्यक्तियों को अधिकांश स्वपनदोष होता है उन्हें सोने से पहले भी पांच से दस मिनट तक इस आसन का अभ्यास अवश्य करना चाहिए। इस आसन के करने से इन्द्रिय में काफी शक्ति आती हैं और मन की एकाग्रता भी होती है।

विशेष- यह आसन भोजन करने के बाद सोने से पहले करने पर विशेष लाभ देता हैं।

38. उत्थित पद्मासन

विधि- इस आसन में पद्मासन लगाकर हाथ के बल संपूर्ण शरीर को ऊपर उठा लिया जाता है इसलिए इसका नाम उत्थित पद्मासन हैं। जैसे चित्र नं0 38 में हैं।

लाभ- इस आसन के अभ्यास से कोहनी, स्कन्ध, वक्षस्थल इन सभी अंगों में भलीभाँती रक्त का संचार होता हैं। सम्पूर्ण भुजाओं में आसीन अपूर्व बल आ जाता हैं। हाथां से अत्याधिक काम करने के लिए तथा हाथों से मशीन आदि चलाने वालों के लिए यह आसन परम उपयोगी हैं। स्नायु-दुर्बलता के लिए भी यह आसन परम् श्रेष्ठ माना गया हैं। इससे फेफड़ों तथा दिल को शक्ति मिलती है। यह आसन भी महिलाओं के लिए उपयोगी बताया गया हैं। क्योंकि पद्मासन लगाने पर दोनों एड़ियों से नाभि के नीचे जोर पड़ने से यह गर्भाशयजनित विकारों को दूर करके स्त्रियों के स्वास्थ को सुन्दर तथा

आकर्षक बना देता हैं। यह आसन करनें में कुछ कठिनाई भी हैं। निर्भयता के लिए अच्छा हैं, जिन स्त्रियों को अधिकांश ड़र लगता हैं या जो कोई छोटे या बड़े शब्द सुनने से अत्यंत आश्चर्यचंकित होकर ड़र जाते हैं, उनकों इस आसन का अभ्यास अवश्य करना चाहिए। इससे सम्पूर्ण भुजाएं व वक्षस्थल सुन्दर बन जातें हैं। यह स्त्री पुरूष दोनों को लाभप्रद है। लेकिन महिलाएं इस आसान को अवश्य करें, उनके लिए ज्यादा उपयोगी बताया गया है।

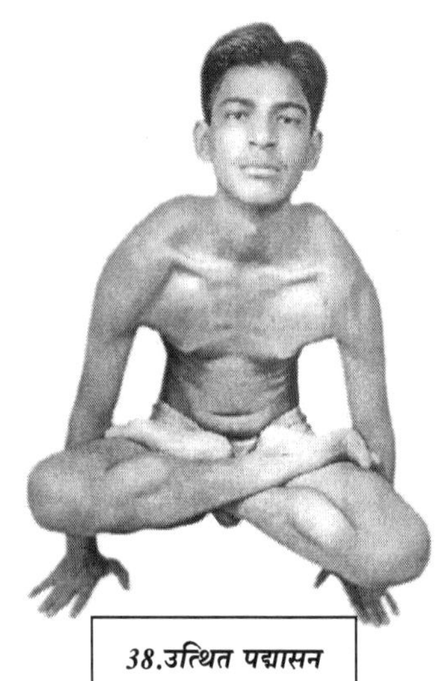

38.उत्थित पद्मासन

39. पवनमुक्तासन

इस आसन के अभ्यास से पवन संबंधी विकार सहज ही दूर हो जाते हैं। इसलिए यह पवनमुक्तासन के नाम से विख्यात हैं।

विधि- ज़मीन पर दोनों पैरों को मोड़कर इस प्रकार बैठें कि दोनों पिंडलियाँ और दोनों जंघाएँ आपस में बिल्कुल सटी हुई हों। तत्पश्चात् दोनों हाथों से दोनों घुटनों को इस प्रकार लपेटकर बैठें कि घुटना वक्षस्थल से बिल्कुल सटा हुआ हो और हाथों से दोनों घुटनें बंधे हुए हों। संपूर्ण शरीर को सीधा रखतें हुए और सामने दृष्टि जमाकर बैठने को पवनमुक्तासन कहतें हैं। जैसे चित्र न0 39 में हैं।

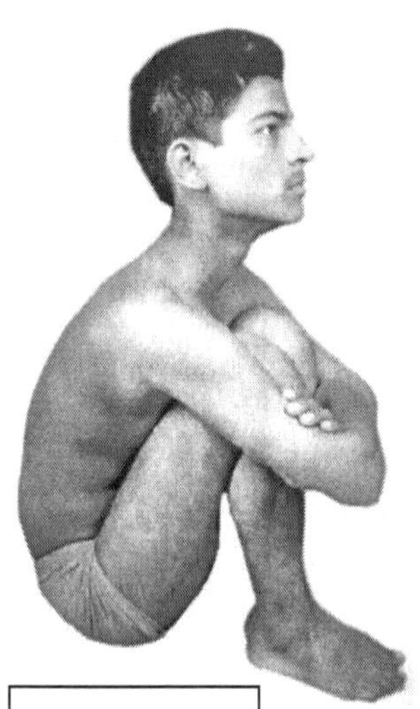

39.पवनमुक्तासन

लाभ- इस आसन से पेट की हवा अतिशीघ्र बाहर निकल जाती हैं। चित्त में प्रसन्नता आती हैं और शरीर हल्का होने लगता हैं। पाचन शक्ति की वृद्धि होती हैं। जिन व्यक्तियों की अपान वायु कुपित हो और डकार अधिक आती हों उनको

इस आसन का अभ्यास अवश्य करना चाहिए। इस आसन के अभ्यास से पेट में हवा से होने वाली समस्त बीमारियाँ दूर होती हैं। यह आसन देखने में अति आसान (सुगम) मालूम पड़ता हैं लेकिन विधिवत् गुरू से सीखकर ही इसका गूढ़ रहस्य मालूम हो सकता है।

40. ऊर्ध्वसर्वांगासन

इस आसन में सारे शरीर को ऊपर की तरफ उठाये रहते हैं। इसलिए योगियों ने इसका नाम ऊर्ध्वसर्वांगासन रखा हैं।

विधि- ज़मीन पर पीठ के बल लेट जाएं। तत्पश्चात् दोनों पैरों को आपस में मिलाकर कमर के ऊपरी भाग को ज़मीन से ऊपर उठातें हुए इतना ले जाएं कि सारें शरीर का भाग कंधे के ऊपर आ जाए। तत्पश्चात् दोनों हाथों से कमर को पकड़ कर इस प्रकार स्थित रहें कि कंधे से पैर तक का भाग बिल्कुल सीधा रहें। जैसे चित्र नं0 40 में हैं।

लाभ- इस आसन के अभ्यास से मोटापा कम होता हैए शरीर में पसीने आदि की जो दुर्गन्ध होती है दूर हो जाती हैं, पाचन शक्ति की वृद्ध होती हैं, रक्त प्रचुर मात्रा में दिल (हार्ट) में तथा मस्तिष्क में जाता है। इससे बालों का झड़ना और सड़ना इत्यादि बीमारियाँ दूर हो जाती हैं।

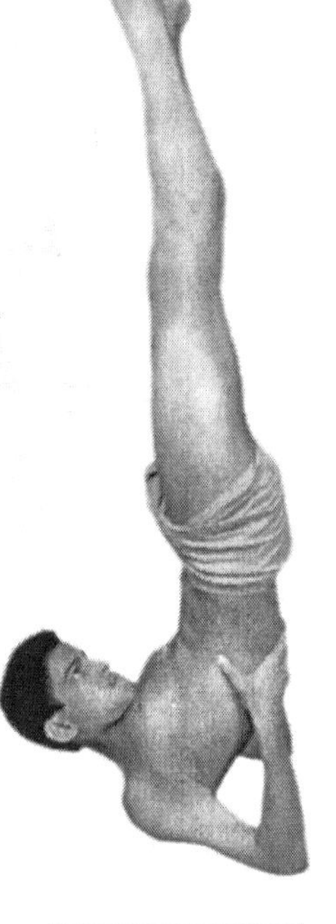

40.ऊर्ध्वसर्वांगास

नोट- यह आसन हाईब्लड़ प्रेशर तथा दिल की बीमारी वाले व्यक्तियों को नहीं करना चाहिए। स्त्रियों को ऊर्ध्वसर्वांगासन मूलबन्ध तथा उड्डीयान बन्ध समेत करना चाहिए। इससे गर्भाशय यदि अपने स्थान से किंचित् भी इधर.उधर हुआ हो तो तुरन्त ही ठीक हो जाता है। नेत्र.दोष तथा टॉन्सिलए जिनके पांव में गर्मी या अत्याधिक सर्दी लगती हों उनको इसका अभ्यास जरूर करना चाहिए। यह संगीत प्रेमियों के लिए उपयोगी हैं। इससे आवाज सुरीली हो जाती हैं। इससे कमर

को शक्ति मिलती हैं। नितम्ब सुंदर तथा सुड़ौल हो जाते हैं। तथा वह वृद्धावस्था को जल्दी प्राप्त नहीं होगा। इससे अपूर्व कांति बनी रहेंगी। इस आसन के करने से शीर्षासन के सारे लाभ मिल जाते हैं। इसका सारा भेद योग गुरू से जानना चाहिए। क्योंकि इस आसन के द्वारा सोमरस (अमृत) का सेवन किया जाता हैं। जो शरीर के लिए सबसे महत्वपूर्ण हैं।

41. अश्वत्थासन

इस आसन का आकार पीपल के वृक्ष के समान हैं। संस्कृत में पीपल को अश्वत्य कहते हैंए इसलिए इसका नाम अश्वत्थासन हैं।

विधि- दोनों पैरों पर खड़े होकर प्रथम दाएं पैर को यथासाध्य पीछे ले जाएं और दाएं हाथ के दांए कंधे की तरफ फैलाते हुए बाएं हाथ को सिर के पास सीधा ऊपर फैला दो। तत्पश्चात् सीने को बाहर की तरफ तानते हुए खेड़े हों। जैसे चित्र नं0 41 में हैं।

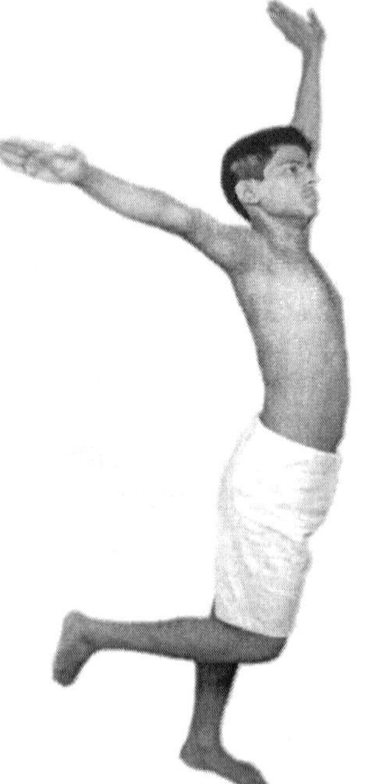

41.अश्वत्थासन

लाभ- इस आसन के करनें से जो शरीर के अन्दर दस प्रकार की वायु (प्राण, अपान, समान, ब्यान, उदान, नाग, कूर्म, कृकल, देवदत्त और धनज्य) नाम से प्रसिद्ध हैंए उनका भलीभांति संचांर होने लगता हैं। पीपल का वक्ष संसार के सभी वृक्षों में सबसे उत्तम माना हैं क्योंकि ससांर के भर में जितनें भी वृक्ष हैं सभी दिन में अक्सीजन देते हैं। जिसे हम सभी ग्रहण करतें हैंए श्वास के द्वारा तथा रात के कार्बन डाईआक्साइड़ देते हैं जो मनुष्य के लिए अच्छी मानी गई है। लेकिन पीपल के वृक्ष में यह विशेषता हैं कि यह रात को भी मनुष्य को ऑक्सीजन देता हैं। इसलिए हिन्दू शास्त्रों में अश्वत्य (पीपल) वृक्ष को काटना मना किया गया हैं और इसे

काटना पापकर्म भी बताया गया हैं। इस आसन के द्वारा शरीर में ज्यादा से ज्यादा प्राण वायु का प्रवेश होता हैं। अर्थात् आक्सीजन अन्दर जाती हैं और अधिक से अधिक मात्रा में नाईट्रोजन बाहर निकलती है। अर्थात् गन्दी वायु अन्दर नहीं रह सकती हैं। इसलिए इसके अभ्यासी शीघ्र ही स्वस्थ एंव सुन्दर हो जाते है। यह आसन स्त्रियों के लिए परम उपयोगी हैं। क्योंकि इसका अभ्यास गर्भावस्था में भी किया जा सकता है। जब शिशु माता के गर्भ में होता हैं उस समय माता को श्वांस लेने में किसी-किसी समय कठिनाई होने लगती हैं। लेकिन इसके अभ्यास से कोई भी परेशानी नहीं होती तथा प्रसव-पीड़ा का भी नहीं रहता तथा यह इतना आसान आसन हैं कि इसे गर्भावस्था में भी आसानी से किया जा सकता हैं।

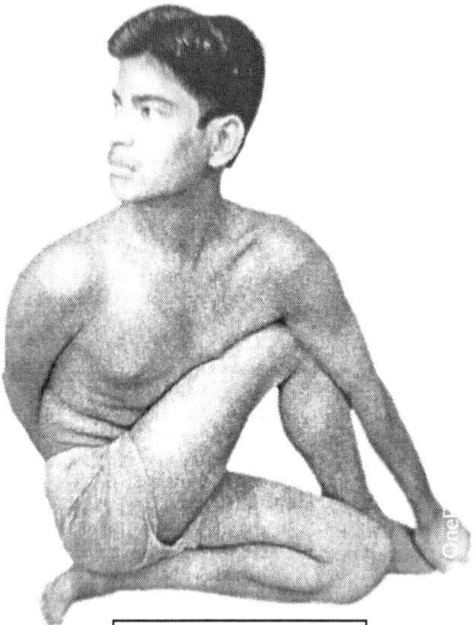

42. अर्धमत्स्येन्द्रासन

मल्स्येन्द्रासन नाम के एक महान योगी हुए हैं जो अधिकांश समय इसी आसन पर बैठा करते थे। उनके नाम पर ही यह आसन मत्स्येन्द्रासन और अर्धमत्स्येन्द्रासन के नाम से विख्यात है।

विधि- ज़मीन पर बैठकर बाएं पैर की एड़ी को दाई तरफ से लाकर नितम्बों के पास इस प्रकार स्थापित करें कि एड़ी का हिस्सा गुदा के पास लग जाएं। तत्पश्चात् दाएं पांव को बाएं पांव के घुटने के पंजे को जमा कर रखें फिर संपूर्ण बाई भुजा को वक्षस्थल के पास लाकर कांख (बगल) के हिस्सों को दाए पांव के घुटने के नीचे जंघा के ऊपर स्थापित करे। तत्पश्चात् दायें हाथ से (पीछे की तरफ से) कमर को लपेटकर नाभि को छूने का प्रयत्न करें। जो हाथ पीछे की ओर हैं उसे कंधे के पीछें देखें। इस क्रिया को पुनः बदलकर भी दाएं पांव की एड़ी को गुदा के पास रखकर करना चहिए। जैसे चित्र नं0 42 में हैं।

42. अर्धमत्स्येन्द्रासन

लाभ- यह आसन भी मत्स्येन्द्रासन के समान ही लाभकारी हैं। जिनसे मत्स्येन्द्रासन नहीं होता वह इस अर्ध मत्स्येन्द्रासन का ही अभ्यास करें। यह आसन कुण्डलिनी को जगाने में बहुत उपयोगी हैं। इस आसन से मधुमेह (डायबिटीज़) बहुत जल्दी ठीक हो जाती है, पेट के समस्त रोग ठीक होते है। पेट के कीड़े (कृमी) इस आसन के करने से स्वतः ही मरकर बाहर निकल आतें हैं। पेट की मोटाई कम होती हैं। भुजाओं में असीम बल आता हैं। मन एकाग्र व प्रसन्नचित रहता हैं। पेट दर्द ठीक होता हैं तथा मत्स्येन्द्रासन के समस्त लाभ इसके करनें से प्राप्त होते हैं। इसलिए यह आसन सभी को करना उपयोगी हैं।

43. बकासन

इस आसन का आकार बक अर्थात् बगुले के समान होता हैं। इसलिए इसका नाम बकासन रखा है।

विधि- दोनों हाथों की हथेलियों को ज़मीन से लगाकर दोनों घुटनों को स्कन्ध के पास भुजा पर रखें। तत्पश्चात् दोनों पैरों को ज़मीन से ऊपर उठातें हुए समस्त शरीर को भी ज़मीन से ऊपर उठाकर रखें। केवल दोनों हाथ ही ज़मीन से लगें रहेंगे। जैसे चित्र नं0 43 में हैं।

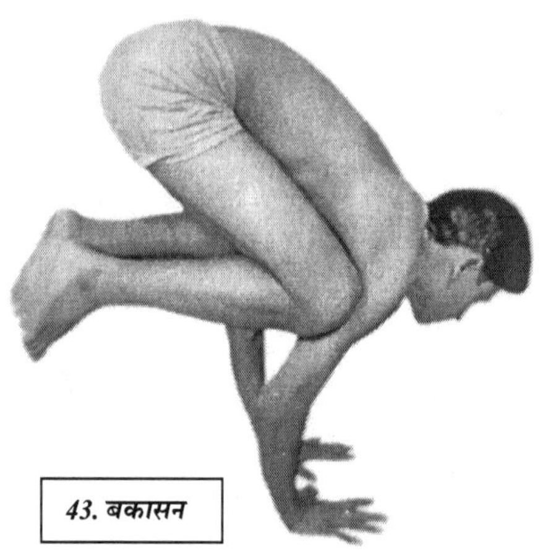

43. बकासन

लाभ- इस आसन के अभ्यास से दोनों भुजाओं में असीम बल आता हैं और हार्दिक बल भी बढ़ता हैं। सकन्ध-संबंधित बीमारियाँ भी इसके अभ्यास से ठीक हो जाती हैं। और शरीर को संभालने की शक्ति आती हैं। शरीर में कष्ट होते हुए भी उसका अनुभव नही होता अर्थात् इसके अभ्यास से मनुष्य को अद्भुत सहनशीलता प्राप्त होती है। मन की एकाग्रता के लिए भी यह आसन बहुत उपयोगी माना गया है।

44. झूलासन

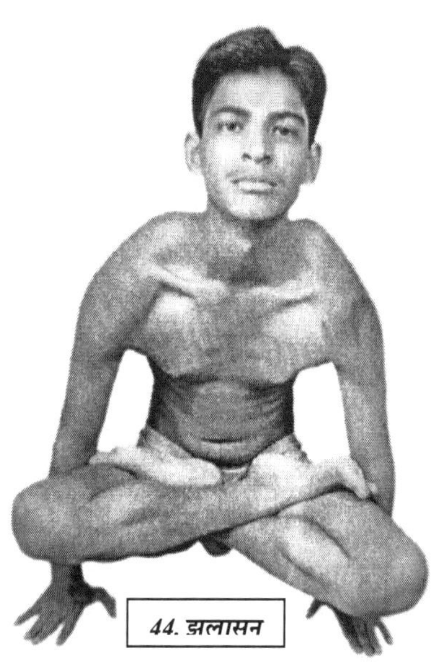

44. झूलासन

विधि- बाएं पांव की एड़ी दाई जंघा पर रखें और दायें पांव की एड़ी बाई जंघा पर इस प्रकार लायें कि दोनों पावां की दोनों एड़ियाँ आपस में मिल जाएए जैसे पद्मासन में लगाते हैं। तत्पश्चात् दोनों हाथों की हथेलियों को ज़मीन पर रखकर समस्त शरीर को ऊपर उठा दें और झूले के समान आगे पीछे झूलें जैसे चित्र नं0 44 में हैं।

लाभ- इस आसन के अभ्यास से कमर पतली होती है और सीना चौड़ा होता हैं, स्कन्ध और भुजाओं में बल बढ़ता है तथा कलाईयाँ मजबूत हो जाती हैं। इस आसन के अभ्यास से हृदय को भी बल मिलता हैं। इसके अभ्यासी को अत्याधिक परिश्रम करने पर भी थकान प्रतीत नहीं होती। पाचन क्रिया भी ठीक होती हैं। शरीर के भीतर खुशी की लहर सी दौड़ जाती हैं, यह आसन 16 वर्ष से कम आयु वालों को अधिक उपयोगी हैं, शरीर के अन्दर से गंन्दी वायु बाहर अधिक मात्रा में निकल जाती हैं और शुद्ध प्राणवायु शरीर के भीतर भलीभांति प्रविष्ट होने लगती हैं।

45. सुखासन

यह आसन बहुत सुगम हैं। ऐसा कोई व्यक्ति नहीं जो इस आसन को सुखपूर्वक न कर लें, इसलिए योगियों ने इसका नाम सुखासन रखा हैं।

विधि- ज़मीन पर पांव मोड़कर सुखपूर्वक बैठ जाएं। जैसे चित्र न0 45 में हैं और दोनों हाथों को दोनो घुटनों पर रखें। इसे ही सुखासन कहतें हैं।

लाभ- जो भाग्यहीन मनुष्य. ध्यान, भजन और प्राणायाम के समय पद्मासन या सिद्धासन नहीं कर सकता, उस भाग्यहीन के लिए एक सुखासन ही मूल आधार है। क्योंकि यह एक ऐसा आसन हैं जिसे प्रत्येक व्यक्ति आसानी से कर सकता है। इस आसन को स्त्री, पुरूष, बाल, वृद्ध, सभी आसानी से कर सकते हैं। सुखपूर्वक अर्थात् आसानी से जिस आसन में बैठ जाए उसे ही सुखासन कहतें हैं। लेकिन इसी आसन पर यदि तीन घंटे अड़तालीस मिनट सुखपूर्वक आसानी से बिना हिले डुले बैठ जाए उसे उस आसन की सिद्धि हो जाती हैं। अगर कोई व्यक्ति सुखासन को ही सिद्ध कर लें तो उसे शारीरिक मानसिक और आध्यात्मिक तीनों प्रकार के लाभ वैसे ही प्राप्त हो सकतें हैं जैसें कि अन्य आसनों से प्राप्त होते हैं।

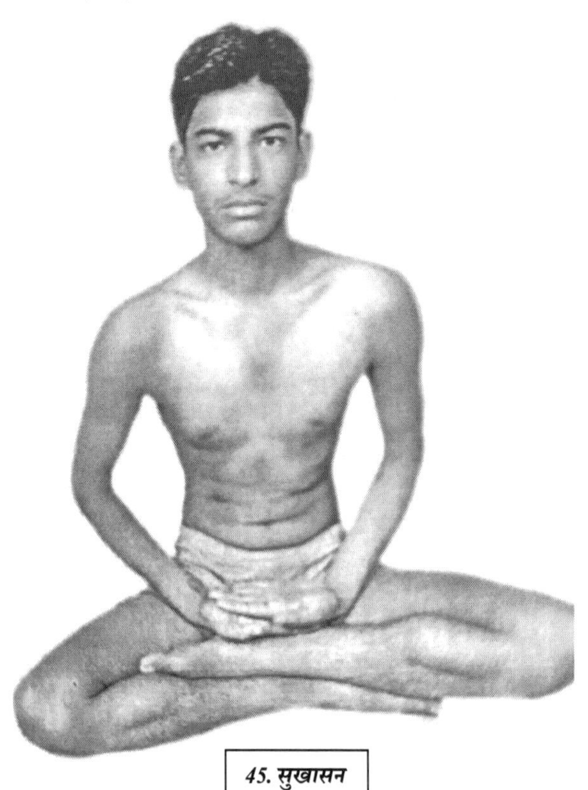

45. सुखासन

46. जानुशीर्षासन

इस आसन में सिर से जातु (घुटना) को स्पर्श किया जाता हैं। इसलिए यह आसन जानुशीर्षासन के नाम से प्रसिद्ध हैं।

विधि- ज़मीन पर दोनों पांवों को डंडे की भांति फैलाकर बैठ जाए। तत्पश्चात् बाए पांव को पकड़कर दाई जांघ पर इस प्रकार लायें कि बायें पांव की एंड़ी नाभि के पास आ जाए। फिर बायें पांव की एड़ी नाभि के पास आ जाए। फिर बायें हाथ से दाये पांव के पंजे पकड़कर सिर को घुटनें से लगायें। तत्पश्चात् दायें हाथ के पीछे की ओर से लाकर उससे बाये पांव की एड़ी को स्पर्श करने का प्रयत्न करें। इसे जानुशीर्षासन कहतें हैं। जैसे चित्र नं0 46 में हैं। इस आसन को पुनः पांव को फैलाकर पहले की भांति बदलकर करना चाहिए। इसका एक और प्रकार हैं। इसमें पूर्ववत् दोनों पांव सामने ज़मीन पर फैलाकर एड़ी के अग्रभाग को उसी जगह लगना चाहिए जो कि हर्निया की ठीक जगह हो। जो जगह ऊंची या सूजी हुई होती हैं, ठीक उसी जगह एड़ी को लगाना चाहिए। अगर अण्डकोष वृद्धि के लिए इस आसन का उपयोग करना हो तो एड़ी का अग्रभाग बढ़े हुए अण्डकोष की जड़ में और किनारे पर लगाकर करना चाहिए। पूर्ण भेद गुरू से सीखकर इसे करना चाहिए।

लाभ- इस आसन के अभ्यास से संपूर्ण शरीर में रक्त का प्रवाह भलीभांति होने लगता हैं। जिन व्यक्तियों का शरीर अकड़ा हुआ हो, अथवा लचीलापन कम हो उनको इस आसन का अभ्यास जरूर करना चाहिए। इस आसन से बहुत पुररानी हर्निया और बढ़ा हुआ अण्डकोष जैसी पुरानी बीमारियाँ आसानी से दूर हो जाती हैं। क्योंकि चौरासी लाख आसनों में जानुशीर्षासन ही एक ऐसा आसन है जो पूर्ण रूपेण थोड़े समय में लाभ पहुँचा सकता हैं। यदि किसी को हर्निया की शिकायत हों तो जिस तरफ हर्निया हो उसी तरफ मोड़े हुए पांव की एड़ी आयेगी और एड़ी का भाग उसी जगह पर लगा रहेगा जहाँ पर हर्निया हो। ध्यान रहें कि इस इस आसन को करते समय पांव के तलवे जंघा से चिपके रहें। इसमें जिस तरफ का अण्डकोष बढ़ा हुआ हो उस तरफ का पांव ज़मीन पर फैलाकर दूसरे पांव को मोड़कर एड़ी के हिस्से को बढ़े हुए अण्ड़कोष की जड़ में कस कर लगायें और पैर के तलवों को जंघा से चिपकाते हुए ज़मीन पर जंघाओं के बल यथासाध्य दबाकर रखें। तत्पश्चात् दोनां हाथों से फैले हुए पांव को पकड़कर

दस या पन्द्रह मिनट रोकने का प्रतिदिन अभ्यास करें तो हर्निया या अण्ड़कोष की वृद्धि की संभावना ही नहीं रहती। इसके करनें से परिमोत्तानासन के फायदे भी मिल जाते हैं व इससे मोटापा कम होता है। शरीर में पसीने की दुर्गन्ध दूर होती हैं। यह स्थूलता, प्राण और अपान की एकाग्रता व कुण्डलिनी की जागृति होती हैं। इसके अभ्यास से स्त्री तथा पुरूष को समान लाभ प्राप्त होते है।

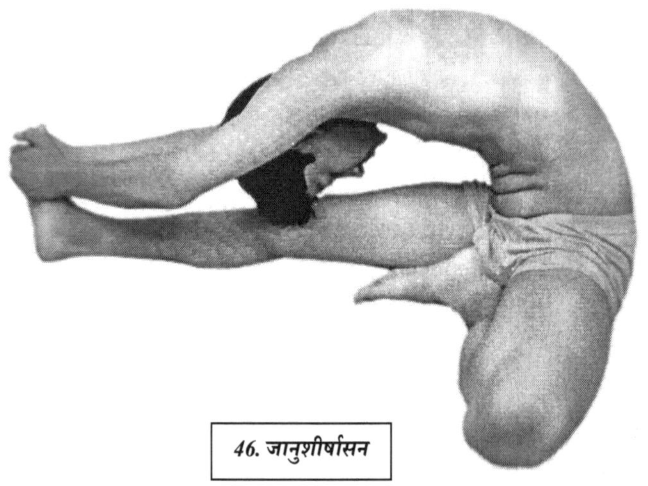

46. जानुशीर्षासन

47. विस्तृतपाद-सर्वांगासन

विधि- ज़मीन पर पीठ के बल लेट जाएं। तत्पश्चात् दोनों पैरों को सीधा करके उठाते हुए इतना पीछे लाए कि दोनों पावां के पंजे सिर के पीछे ज़मीन से जाए। तत्पश्चात् दोनों पावों को यथासाध्य फैलातें हुए दोनो हाथों से अर्थात् बाएं हाथ से बांए पावं को और दायें हाथ से दायें पांव की पकड़ लें। नितम्ब के हिस्से को यथासाध्य ऊपर की ओर रखें। इसको सर्वांगासन लगाकर पीछे दोनों पैरों को फैलाकर दोनों पैरों के अंगूठे पकड़कर रखें। इसी स्थिति को विस्तृतपाद-सर्वांगासन कहतें हैं। जैसे चित्र नं0 47 में हैं।

लाभ- इस आसन के अभ्यास से टॉन्सिल आदि की बीमारी अर्थात् गले की समस्त बीमारियँाँ स्वतः ही ठीक हो जाती हैं। इसके अभ्यास से कंधे तथा पीठ पुष्ट तथा सुन्दर लचीली एवं निरोग बन जाती है। मोटापा आसानी से दूर किया जा सकता है। जिनके नितम्ब भारी या कुरूप होंए जिनके पसीनें से बदबू आती होंए समस्त चर्मरोगों को ठीक करने के लिए यह आसन रामबाण की तरह हैं। बुढापा जल्दी नही आता, क्योंकि इसके करनें से तालु का स्थान नीचे रहता हैं और नाभि का जो सूर्य स्थान हैं ऊपर हो जाता हैए जिससे तालु का अमृत रस शरीर में घुलमिल जाता है। इसलिए ही इस आसन से बुढ़ापे को जीता जा सकता है। इसके द्वारा गुदा रोग फेफड़ो के रोग, दमा, टी0बी0, हर्निया तथा नेत्र ज्योति आदि को सरलता से ठीक किया जा सकता है। ध्यान रहें कि यह आसन ब्लड-प्रेशर तथा दिल की बीमारी वालों को आरम्भ में नहीं करना चाहिए, उन्हें योग्य गुरू की देखरेख में ही करना चाहिए।

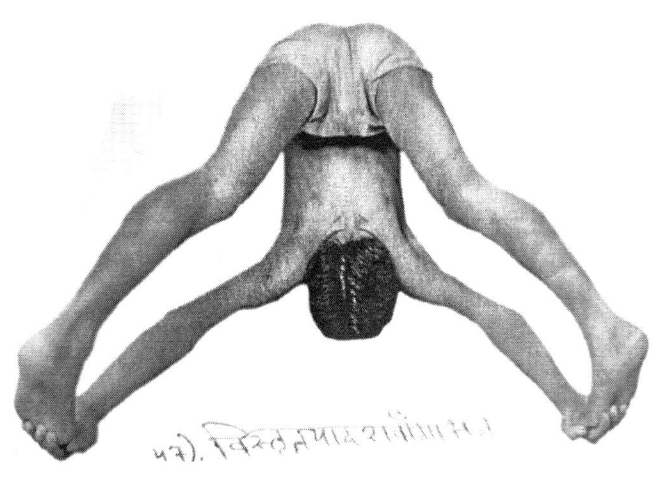

47. विस्तृतपाद-सर्वांगासन

48. ताड़ासन

इस आसन का आकार ताड़ वृक्ष के समान हैं। इसलिए इसका नाम ताड़ासन हैं।

विधि-ज़मीन पर खड़े होकर दोनों पैरों का आपस में मिला करके पंजों के बल खड़े हो जाएं। तत्पश्चात दोनों हाथों की हथेलियों को खोलकर दोनो कानों के पास ऊपर की ओर उठायें। जैसे चित्र नं0 48 में हैं। इस आसन को कई प्रकार से पहले की तरह रखते हुए दोनों हाथों को ताड़-पत्र की तरह आगे पीछें दायी बायें तिरहे कोने तथा चारों तरफ बारी.बारी से फैलाकर करना चाहिए।

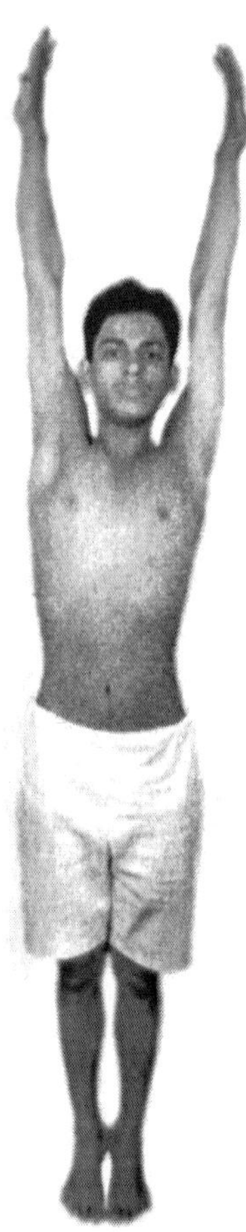

48. ताड़ासन

लाभ- ताड़ासन के अभ्यास से शरीर सुड़ौल बनता है। शरीर का आकार ठीक हो जाता हैं, शरीर में स्फूर्ति आती हैं और लम्बाई बढ़ती है। यह आसन स्त्रियों के लिए बहुत उपयोगी माना गया है। क्योंकि यह ऐसा आसन है जो गर्भावस्था में संतान उत्पति के पांच दस दिन पूर्व तक भी किया जा सकता है। इसके अभ्यास से गर्भवती स्त्री के शरीर में थकान नहीं आती और साथ.साथ शरीर में स्फूर्ति बनी रहती हैं। चौरासी लाख आसनों में एक यही ताड़ासन ऐसा है जिसे गर्भवती स्त्रियाँ पूरे दस महीने तक अभ्यास कर सकती है। प्रसव पीड़ा भी नहीं होती न ही आलस्य आता है। अपितु शरीर में पूर्ववत् स्फूर्ति बनी रहती हैं। जो स्त्रियाँ गर्भवस्था में भी नित्यप्रति ताड़ासन का अभ्यास करती रहती हैं उनकी संतान भी स्वस्थ उत्पन्न होती हैं। गर्भावस्था में औरतों को ध्यानपूर्वक गुरू की देख-रेख में करना चाहिए। अर्धांग की बीमारियों के लिए और हाथ व पांव में जिन्हें शीत-व्यथा रहती हैए उन्हें भी यह आसन बहुत लाभ पहुंचाता है।

49. पादहस्तासन

इस आसन के अभ्यास से दोनो हाथों से दोनो पैरो को स्पर्श करते हैं। इसलिए इसका नाम पादहस्तासन रखा गया हैं।

विधि- ज़मीन पर खड़े होकर दोनों पांवो को आपस में मिला दें। तत्पश्चात् दोनों हाथों के पंजों को खोलकर सारे शरीर को ऊपर की तरफ खींचते हुए सामने की तरफ से दोनों हाथो को इस प्रकार लाएं कि दोनो हाथ पैरों के पास ज़मीन पर लग जाएं। दोनों हथेलियों से ज़मीन को पकड़े रहे या दोनों पैरों को भलीभांति स्पर्श करते हुए सिर को घुटने से लगा दें। जैसे चित्र नं0 49 में हैं। ध्यान रहें कि अभ्यास करते समय कमर से पांव तक का हिस्सा मुड़ने न पाये।

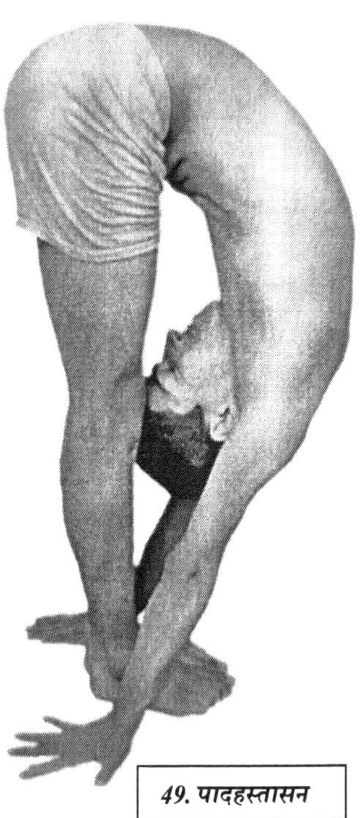

49. पादहस्तासन

लाभ- इसके करने से कंधो में होने वाली बीमारियाँ दूर होती हैं। कमर पतली तथा सीना चौड़ा हो जाता है। इस आसन के अभ्यास से लम्बाई बढ़ाने में भी यह आसन अच्छा हैं। रीढ़ की हड्डी मुलायम होती हैं। जिसके फलस्वरूप बहुत सी बीमारियाँ स्वतः ही ठीक हो जाती है, जिनका हमें ज्ञान भी नहीं होता। यह आसन करने में बहुत सरल हैं तथा लाभ भी अत्यधिक हैं।

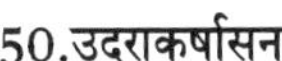

50.उदराकर्षासन

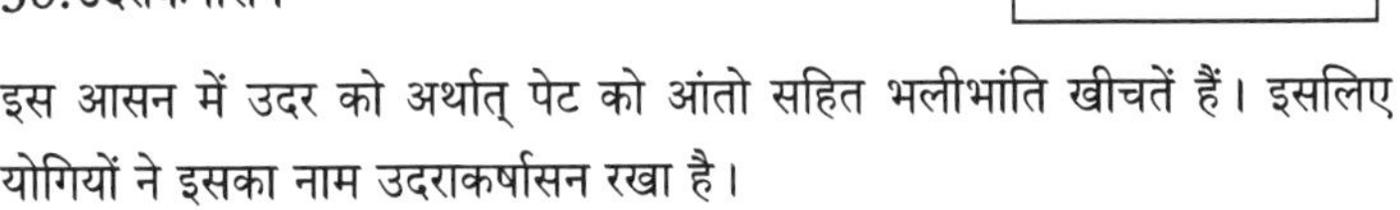

इस आसन में उदर को अर्थात् पेट को आंतो सहित भलीभांति खीचतें हैं। इसलिए योगियों ने इसका नाम उदराकर्षासन रखा है।

विधि- ज़मीन पर दोनों पैरों के बीचं एक बलिश का अन्तर रखकर कामासन की भांति बैठे। दोनों हाथों को दोनो घुटनों पर रखतें हुए दांए पांव के घुटने को दायें हाथ से जोर

देते हुए बाये पांव के पास इतना लांए कि घुटना ज़मीन से एक इंच ऊपर रहे। इसी प्रकार बायें हाथ से बायें घुटनें को मोड़कर दाये पांव के पास इतना लांए कि घुटना ज़मीन से एक इंच ऊपर होए जैसा कि चित्र नं0 50 में हैं। ध्यान रहें कि जिस तरफ घुटनें को मोड़ रहें है, उसी तरफ के कंधे की ओर अपनी गर्दन को मोड़कर रखें।

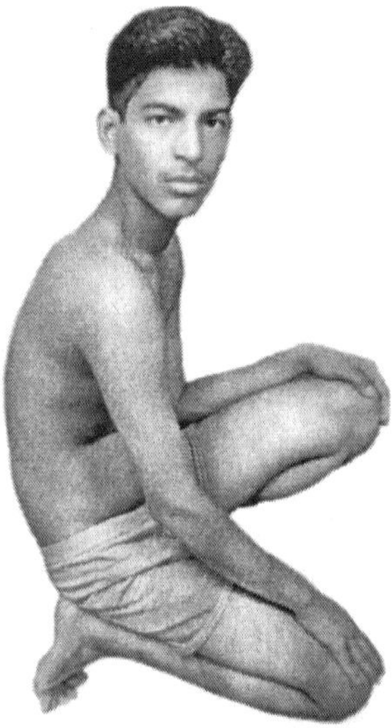

लाभ- इस आसन को करने से अपच की शिकायत दूर होती हैं, खाना अच्छी तरह से पच जाता हैए खाए हुए पदार्थ का रस भलीभांति बनने लगता है। इस आसन से कब्ज की शिकायत तो रह ही नहीं सकती। यह आसन शंख प्रक्षालन नामक शोधन क्रिया में भी आया है। इस आसन के बिना शंख प्रक्षालन का होना अंसभव सा है। यह आसन देखने में आसान हैं परन्तु करने में कठिन है। इसके अभ्यास से पैरों का दर्द ठीक होता हैए कमर के नीचे के जोड़ी में किसी प्रकार की खराबी हो ही नही सकती और इसके अभ्यास से पंजों में अधिक बल आता है इसलिए यह आसन पैदल चलने वालों के लिए बहुत उपयोगी माना गया हैं।

50.उदराकर्षासन

51. पूर्वोत्तानासन

विधि- ज़मीन पर बैठकर दोनो हाथों से दोनो पैरों के अंगूठे पकड़े तत्पश्चात् कमर के नीचे के भाग को यथासाध्य ऊपर उठाकर स्थित रहें। जैसा चित्र नं0 51 में हैं। ध्यान रहें कि जंघा से पैर का भाग बिल्कुल सीधा रहे।

लाभ- इस आसन के अभ्यास से कमर की सबसे मोटी हड्ड़ी का व्यायाम हो जाता हैं और शरीर की थकान दूर होती हैं। इस आसन को करने के तुरन्त बाद ही शरीर में आराम प्रतीत होने लगता हैं। शरीर के अन्दर रक्त के संचार में भी सहायता मिलती है। और शरीर को संभालने की शक्ति आती हैं। यह आसन भी करने में बहुत आसान हैं लेकिन इसका लाभ बहुत सूक्ष्म है।

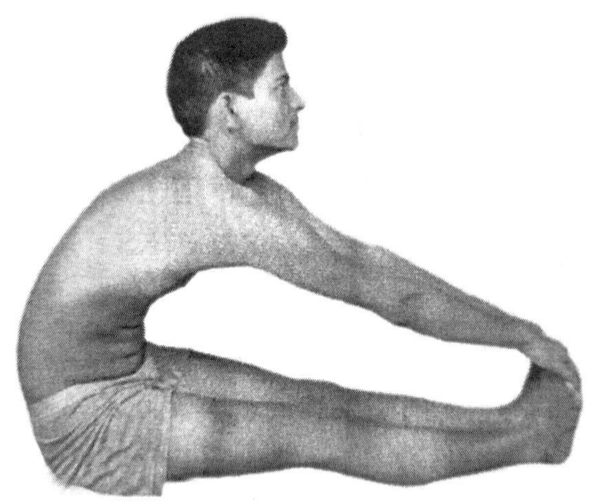

51. पूर्वोत्तानासन

52. शीर्षासन

इस आसन में सारे शरीर का भार सिर पर रखकर किया जाता हैं इसलिए योगियों ने इसका नाम शीर्षासन रखा है।

विधि- इस आसन को करने के लिए सबसे पहले एक छोटे से कपड़े का इस प्रकार गोला बनाएए जैसे ग्रामीण स्त्रियाँ सिर पर घड़ा आदि रखने के लिए गेडंरी बनाती हैं। इस गेडंरी को बनाकर सिर का वह भाग लगाएं जहाँ से ललाट के ऊपर बाल शुरू होते हैं। उससे दो अगुंल ऊपर और दो अंगुल नीचे अर्थात् चार अंगुल के हिस्से को इस पर रखकर शीर्षासन करें। इस चार अंगुल के हिस्से से ऊपर दोनों हाथों की दसों अगुंलियों का आपस में फंसाकर रखेंए जैसे चित्र नं0 52 में हैं। अब दोनों घुटनो को इतना ऊपर

उठाए कि पांव से जंघा तक का विभाग बिल्कुल सीधा हो जाए। तत्पश्चात् दोनो पांवों को बारी.बारी से धीरे.धीरे इतना पास लाए कि दोनों घुटने दोनों कांरजो (बगल) से सह जांए तब दोनों पांवों को मोड़कर उठा लें। जब इसी परिस्थिति में शरीर बिना गिरे हुए सध जाए तो फिर पांवों को सीधा कर सकते हैं। वरना एक साथ पांव सीधे करने पर गिरने का भय रहता हैं। शीर्षासन साधने में महीनों लग जातें हैं किसी किसी से तो सारी उम्र बिना किसी सहारे के आसानी से नहीं हो पाता। दीवार आदि के सहारे शीर्षासन करने से मनुष्य शक्ति से ज्यादा कर लेता हैं जो हानिकारक सिद्ध हुआ है। शक्ति से अधिक जो प्रयास करेगा उसे नीचे ही आना पड़ेगा। शीर्षासन कई प्रकार से किया जाता है। इसमें पद्मासन लगाकर पैर दोनों खोलकर आगे पीछे पैर करके सीधे खडें होकर दोनों हाथों से नीचे की ओर से पैरों हाथों आँखों व सारे शरीर को हलके हल्कें सहलातें रहें। अर्थात् हल्कें हाथ से मालिश की भांति करें। शीर्षासन करने के बाद हृदय और मस्तिष्क में गया हुआ रक्त तेजी से लौटता हैं। शरीर के सुक्ष्म तंतुओ में विकृति न आ जाए इसलिए इस रक्त के प्रवाह को धीमा तथा आसानी से पुनः संपूर्ण में फैलाने के लिए यह मालिश का विधान बताया गया हैं। तत्पश्चात् जितनी देर शीर्षासन किया गया हों। उससे आधे समय तक शवासन अवश्य करना चाहिए। जैसे चित्र नं0 10 में शवासन करने से शरीर का रक्त सुचारू रूप से पुनः यथास्थान पहुँच जाता हैं। इसलिए शीर्षासन के बाद शवासन अवश्य करना चाहिए वरना लाभ की जगह हानि हो सकती है।

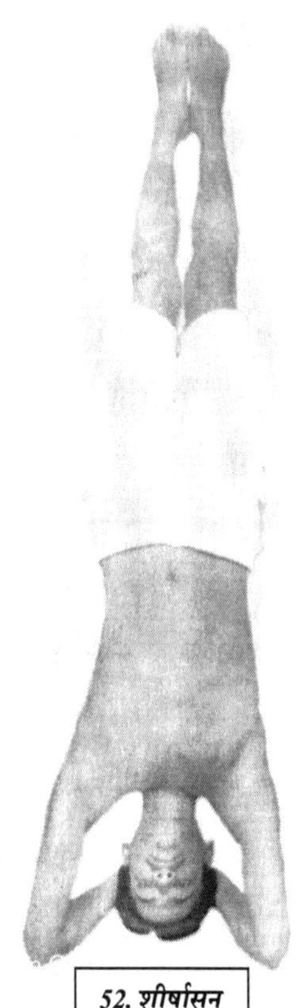

52. शीर्षासन

नोट- शीर्षासन करने से पहले यदि किसी व्यक्ति के दोनो नासिकारन्ध्र बंद हो तो उस समय शीर्षासन नहीं करना चाहिए। शीर्षासन करने से पहले एक नासिकारन्ध्र का श्वास

चलना बहुत आवश्यक हैं। वरना मस्तिष्क में जो सूक्ष्म तंतु हैं उन्हें कुछ हानि पहुँच सकती है। यदि गृहस्थियों का आहार तथा विहार संतुलित न हो तो उन्हें शीर्षासन दस मिनट से अधिक नहीं करना चाहिए। इससे अधिक समय तक करने वालों को ब्रहमचर्य से अवश्य रहता होगा और दूध तथा धी का अवश्य सेवन करना होगा। तभी वे अधिक समय तक शीर्षासन साध सकेगें। अन्यथा मनमानी करने पर हानि उठानी पड़ेगी। अधिकांश लोग शीर्षासन के गुणों को पुस्तकों में पढ़कर गलत तरीके से अभ्यास करते हैं। इससे लाभ के स्थान पर कहीं अधिक हानि होती हैं। इसके गलत करने से विभिन्न प्रकार के रोग उत्पन्न हो जाते हैं। जैसे. बालों का पकना, बाल झड़नाए दृष्टि दोषए मस्तिष्क रोगए नाभि का खराब होना, स्वप्नदोष, पागलपन आदि रोगो की उत्पत्ति होती हैं। यदि उपर्युक्त विधि से यह आसन किया जाए तो किसी भी प्रकार की हानि नहीं होती तथा उपरोक्त दोष भी ठीक हो जाते हैं। इसलिए सिर के बीच वाले हिस्से, जिसे ब्रह्मरन्ध्र कहतें हैंए जो मुलायम है उसको ज़मीन पर कभी भी लगाकर शीर्षासन नहीं करना चाहिए। वह हिस्सा फूट भी सकता है।

लाभ- जिस प्रकार वन में सिंह को सारे जंतुओं का राजा कहतें हैं, उसी प्रकार संपूर्ण यौगिक आसनों में रोग दूर करने के लिए शीर्षासन राजा हैं। ऐसा शायद ही कोई रोग हो जो शीर्षासन से प्रभावित न हो। चौरासी लाख आसनों में रोग निवृत्ति के लिए जितने गुण हैं वे अकेले शीर्षासन में ही है। नेत्र दोषए बाल पकनाए बाल सड़ना, रक्त विकार, कुष्ठ रोग, प्रमेह, स्त्रियों की मासिक धर्म संबंधी बीमारियों के लिए भी यह आसन बहुत लाभदायक हैं। शीर्षासनए रामबाण के समान हैं। इससे मस्तिष्क संबंधी समस्त रोग ठीक हो जाते हैं। यहाँ तक कि पागलपन भी इसके अभ्यास से ठीक होता देखा गया है। लेकिन शीर्षासन को किसी योग्य गुरू से सीखकर ही भलीभांति करना चाहिए। जिन व्यक्तियों को हाईब्लड़ प्रेशर तथा हृदय की बीमारी हों उन्हें शीर्षासन नहीं करना चाहिए। शीर्षासन के अभ्यास से सारे शरीर का रक्त मस्तिष्क, हृदय तथा शरीर के ऊपरी विभाग में प्रचुर मात्रा में एकत्रित होता हैं। इसके फलस्वरूप एक दिन शीर्षासन करने के प्रभाव से हृदय को रक्त पहुँचाने में कई दिनों तक सुविधा मिल जाती है। अर्थात् रक्तवहा नाड़ी शुद्ध हो जाती हैं। इसके अभ्यास से मनुष्य अर्ध्वरेता हो जाता हैं अर्थात् वीर्यदोष से मुक्त हो जाता हैं। इसके द्वारा चेहरे पर क्रांति आती हैंए मुख पर प्रसन्नताए नेत्रों में तेज आता हैं। सबसे अद्भुत गुण इस में यह है कि जो व्यक्ति शीर्षासन

को विधिपूर्वक शक्ति के अनुसार प्रतिदिन अभ्यास करेगा वह बूढ़ा हो ही नहीं सकता। क्योंकि मस्तिष्क में लगे ताल स्थान में चन्द्रमा स्थित हैएं जहाँ से मनुष्य के शरीर में अमृत झड़ता हैं और नाभि के अन्दर प्रचंडाग्नि के रूप में जो सूर्य विराजमान हैंए वह उस अमृत रस को भस्म नहीं होने देता। महायोगी गोरक्षनाथ जी के शिष्य स्वात्माराम जी छठयोग प्ररीपिका में लिखते है.

यल्किवत्स्रवते चन्द्रमृंत दिव्यरूपिणः।

तत्सर्व ग्रसते सूर्यस्तेन पिण्डो जरायुतः।।

(छठयोग प्रदीपिका 377)

अर्थात् जो कुछ भी अमृत रस चन्द्र स्थान तालू मूल से सड़ता हैए उसको नाभि में रहने वाला (अग्निस्वरूप सूर्य) ग्रस लेता है। इस कारण से ही मनुष्य का शरीर बुढ़ापे में युक्त हो जाता है। शीर्षासन करते समय ये बिल्कुल उल्टा हो जाता है। इसलिए स्वात्माराम जी ने लिखा हैं कि बुढ़ापे से बचपन के लिए इसका यह उपाय करना चाहिए।

तगस्ति करणं दिव्यं सूर्यस्य मुखवचंनम्।

गुरूपदेशतों ज्ञेयं न तू शास्त्रार्थ कोटिभिः।।

(छटयोग प्रदीपिका 3.78)

अर्थात् इस दिव्य रूपी अमृत रस की इस प्रकार रक्षा करनी चाहिए कि सूर्य के मुख में न पड़े। इस रहस्य को गुरू मुख से जानना चाहिए। क्योंकि यह केवल शास्त्रों के पढ़ने से ही नहीं आ सकता। इस का रहस्य खेचरी नाम की मुद्रा में भी बताया गया हैं। ध्यान रखने की बात यह है कि शीर्षासन सभी आसनों के अंत में करना चाहिए। शरीर के अन्दर जब अन्य आसनों के अभ्यास से रक्त सुचारू रूप से चलने लगता है और रक्तवहा नाड़ियों को रक्त संचार में सुविधा हो जाती है। उसके बाद ही अति वेग से शीर्षासन के द्वारा रक्त एकत्रित होता हैं और पुनः सारे शरीर में शवासन के द्वारा रक्त की भलीभांति यथास्थान स्वाभाविक रूप से पहुँच जाता है। इस आसन को यदि विधिवत् नहीं किया गया तो लाभ के स्थान पर हानि का भय रहता है। इसलिए इस शीर्षासन को योग्य गुरू की देख रेख मे ही करें। पुस्तक पढ़कर नहीं करना चाहिए।

53. कटिचक्रासन

इस आसन के अभ्यास में कमर को चक्र के समान बार.बार दाये बायें घुमाया जाता है। इसलिए इसका नाम कटिचक्रासन है।

विधि- ज़मीन पर दोनों पांव एक फुट का अंतर रखकर खड़े हो जाएं। तत्पश्चात् दोनो हाथों को वक्षस्थल के सामने पृथ्वी के समानान्तर फैलाकर बाई तरफ इतना घूमें कि दाई तरफ का भाग अर्थात् दिशाए भली प्रकार दिखाई दे। तत्पश्चात् दाई तरफ कमर को घुमाते हुए इतना मोड़े कि बाई तरफ का भाग अर्थात् दिशा भलीभांति दिखाई दे। ध्यार रहें दोनों तरफ घूमतें समय जिस तरफ घूमेंगे उधर.उधर का हाथ फैला रहेगा और दूसरा हाथ मुड़ा रहेंगा जैसे चित्र नं0 53 में है।

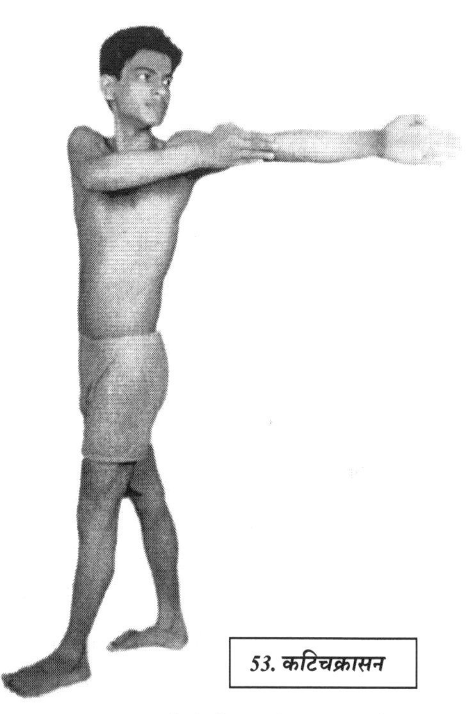

53. कटिचक्रासन

लाभ- इस आसन के अभ्यास से कमर पतली तथा सीना चौड़ा होता हैं। कमर में इतना लचीलापन आ जाता है कि कमर को रबड़ की तरह घुमाया जा सकता है। ठिगने लोगों के लिए यह आसन बहुत उपयोंगी है। इसके अभ्यास से कब्ज़ दूर होता है। कमर में असीम बल आता है पसलियों में लोच आ जाती है, स्कन्ध, गला, पेट पीठ तथा जंघाओं को पर्याप्त बल मिलता है। इसके अभ्यास से दमा, श्वास व तपेदिक की बीमारी होने की सभांवन ही नहीं रहती। यह आसन पुरूष तथा स्त्रियों के

लिए समान से लाभकारी हैं तथा नृत्य कलाकारों के लिए दिव्य देन जैसा है। शंख प्रक्षालन नामक शोधन क्रिया में यह आसन काम आता है। बिना इसके शंख प्रक्षालन की क्रिया हो ही नहीं सकती इसलिए सभी को अवश्य करना चाहिए।

54. सुप्तवज्रासन

इस आसन के अभ्यास से शरीर वज्र के समान मजबूत हो जाता है और इस आसन को लेट कर किया जाता है। इसलिए योगियों ने इसे सुप्तवज्रासन कहा है।

विधि- वज्रासन पर बैठकर कमर के ऊपरी भाग को पीछे की ओर मोड़ते हुए सिर को जमीन से लगा दें। तत्पश्चात दोनों हाथों को दोनों जंघाओं पर स्थापित करें। जैसे चित्र नं0 54 में है।

लाभ- इस आसन के करने से शरीर की थकान दूर होती है। कमर लचीली और सीना चौड़ा होता है। यदि बचपन से ही इस आसन का अभ्यास किया जाए तो दमें की बीमारी हो ही नहीं सकती। यह आसन श्वांस संबंधी बीमार लोगों के लिए परम उपयोगी है। इस आसन के अभ्यास से कमर के दर्द तथा घुटने का दर्द भी ठीक हो जाता है। इसके अभ्यास से गले को भी बहुत लाभ पहुँचता है। टान्सिल आदि गले के रोगों की शिकायत में भी यह आसन हितकर बताया गया है। नेत्र रोगों में भी यह लाभदायक है तथा जिन व्यक्तियों की कमर मोटी हो या नितम्ब अत्यधिक मांसल हो उनको यह आसन विशेष लाभ पहुँचाता है। इसके अभ्यास से नाभि दोष भी ठीक होते हैं तथा सबसे विशेष लाभ सुप्तवज्रासन में यह है कि यह अकेला आसन अंगूठे से सिर तक रक्त का संचार करके सम्पूर्ण शरीर को मजबूत बना देता है।

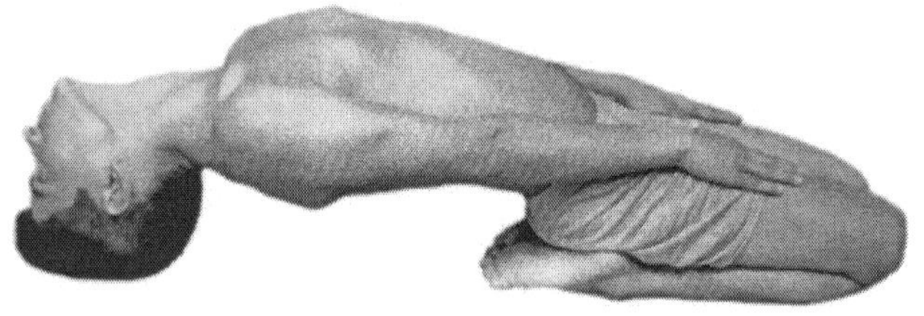

54. सुप्तवज्रासन

55. कागासन

इस आसन का आकार काग अर्थात कौवे के समान है, इसलिए योगियों ने इसका नाम कागासन रखा है।

विधि- ज़मीन पर दोनों पैरों के बीच एक फुट का अन्तर रखकर बैठ जाएं। तत्पश्चात् दोनों हाथों को दोनों पैरों के घुटनों पर रखतें हुए स्थित रहें। गले को सीधा रखतें हुए दोनों नेत्रां से सामने देखें। जैसे चित्र नं0 55 में है।

लाभ- इस आसन के अभ्यास से स्फूर्ति बहुत आती है। यह आसन बहुत सुगम है। बहुस सी यौगिक क्रियाएं इस आसन के बिना अधूरी सी रह जाती है। यह आसन षटकर्म में अपना स्थान सबसे ऊँचा रखता है। जैसे कुंजल के पूर्व इसी आसन में बैठकर पानी पानी पड़ता है। बस्त धोति इस आसन में बैठकर की जाती है। सूब नेति जलनेति तथा दुग्धनेति भी इस आसन पर बैठकर की जाती है। जल वस्ति करने के पूर्व गुदा द्वार में नली प्रविष्ट करनें के लिए यह आसन उपयोग में लाया जाता है, आमतौर से साधुओं के समूह में अर्थात जमात में जब बैठते समय जगह की कमी पड़ जाती है तथा प्रधान द्वारा कागासन का आदेश होता है। इससे बैठनें की जगह बहुत हो जाती है। यही एक ऐसा आसन हैं जो बैठनें में बहुत कम जगह लेता है। इस आसन कें अभ्यास से घुटनों में लोच स्थानों में रक्त का प्रवाह होने लगता है जिसके परिणामस्वरूप और बहुत सें आसन करने में सरलता हो जाती है।

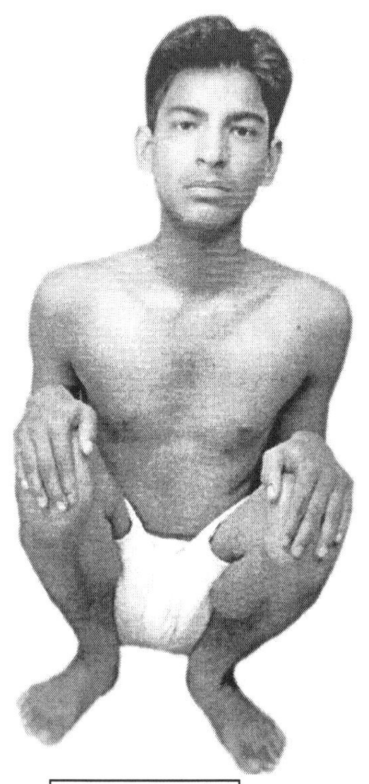

55. कागासन

56. कोकिलासन

इस आसन का आकार और गुण कोकिला अर्थात् कोयल के समान होता है, इसलिए योगियों ने इसका नाम कोकिलासन रखा हैं।

विधि- ज़मीन पर बैठकर बायें पैर की एड़ी को दाई जंघा पर रखें और दाये पैर की एड़ी को बाई जंघा पर इस प्रकार रखें कि दोनों एड़ियाँ नाभि के नीचे आपस में मिल जाएँ (पद्मासन की स्थिति में)। तत्पश्चात् दाएं हाथ से दाए पैर के पंजें को पकड़ लें और बाएं हाथ से बाएं पैर के पंजें को पकड़ लें। तत्पश्चात् दोनों कोहनियों को ज़मीन से लगाकर आगे की तरफ कुद झुकतें हुए और सामने देखतें हुए स्थित रहें। इसे कोकिलासन कहते हैं। जैसे चित्र न0 56 में है।

लाभ- इस आसन के अभ्यास से बदहजमी की शिकायत दूर होती है। जठराग्नि प्रदीप्त होती है। पेट के भीतर जो हवा बनती हैं वह भी ठीक हो जाती है। अधिक अभ्यास से कुण्डलिनी की जागृति हो सकती हैं। इसके अभ्यास से प्लीहा और यकृत को पचुर मात्रा में रक्त मिलता है जिसके परिणाम स्वरूप शरीर में हलकापन प्रतीत होता है। यह आसन बालए वृद्धए युवाए स्त्रीए पुरूष सभी के लिए लाभकारी है। जिन व्यक्तियों की अपान वायु कुपित हो उन्हें इस आसन का अभ्यास अवश्य करना चाहिए। इसके अभ्यास से पेट की चर्बी नष्ट होती है। जिसके परिणामस्वरूप मोटापा भी कम होता हैं। यह आसन गान विधा वालों के लिए अत्यंत उपयोगी है। इसके अभ्यास से साधक का स्वर कोयल के समान हो जाता है। योग शास्त्र में स्वर का मुख्य स्थान नाभि माना गया है। जो व्यक्ति नाभि के बल उच्चारण करता है उसका स्वर गम्भीरए हृदय स्पर्शी आकर्षक और प्रभावशाली हो सकता है। यह

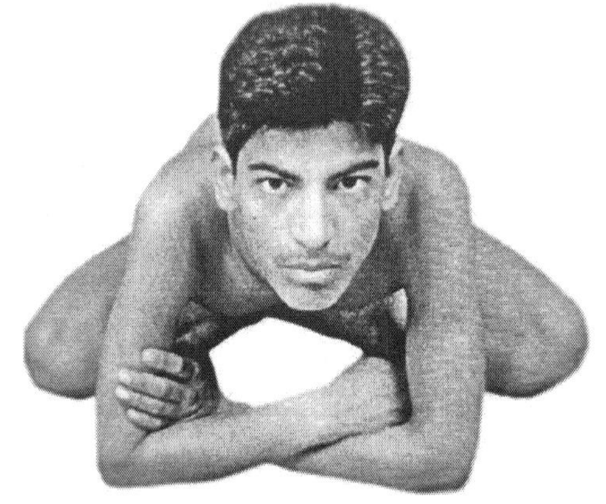

56. कोकिलासन

आसन स्वर को शुद्ध करनें में उपयोगी हैं। उच्चस्तर के योगी लोग आमतौर पर कुण्डलिनी को जगाने के लिए कोकिलासन का उपयोग करते हैं।

57. सुप्तपादांगुष्ठास्पर्शासन

विधि- ज़मीन पर पीठ के बल लेटकर दोनों हाथों से बायें पांव को मोड़कर मुख की तरफ इतना लायें कि पांव के अंगूठे का नाक से स्पर्श हो जाएं। ध्यान रहें की दायां पांव बिल्कुल सीधा रहेंगा और ज़मीन से एड़ी लगी रहेंगी। जैसें चित्र नं0 57 में हैं। तत्पश्चात् बायें पांव को फैलाकर तथा दाये पांव को दोनों हाथों से पकड़कर पुनः पहले की भांति पांव का नाक से स्पर्श करें। इसको ही सुप्तपादांगुष्ठास्पर्शासन कहते हैं। अभ्यास बढ़ जाने पर दोनों पैरों को एक साथ मोड़कर भी किया जाता हैं। ध्यान रहें कि इसको करते समय सिर से पीठ तक का हिस्सा ज़मीन से उठने न पाए।

लाभ- इस आसन के अभ्यास से कमर पतली तथा लचीली बन जाती हैं। नितम्ब का स्थूल मांस कम होकर समान रूप में आ जाता हैं। सबसे विशेष गुण इसमें यह है कि जिन व्यक्तियों का नाभि स्थाल जो बहत्तर हज़ार नाड़ियों का स्थान है, खराब हो गया हो उनको यह आसन बारी.बारी से करना चाहिए। इससे नाभि स्वतः ही ठीक हो जाती है। इसके अभ्यास से सूक्ष्म रूप में सम्पूर्ण शरीर की नस नाड़ियों पर तनाव के रूप में प्रभाव पड़ता है। जिसके परिणामस्वरूप अर्थांग की बीमारी होने का भय ही नही रहता है तथा गुदा और उपस्थ को भी बहुत लाभ होता है। यह आसन स्त्री पुरूष सभी के लिए समान रूप से लाभकारी है।

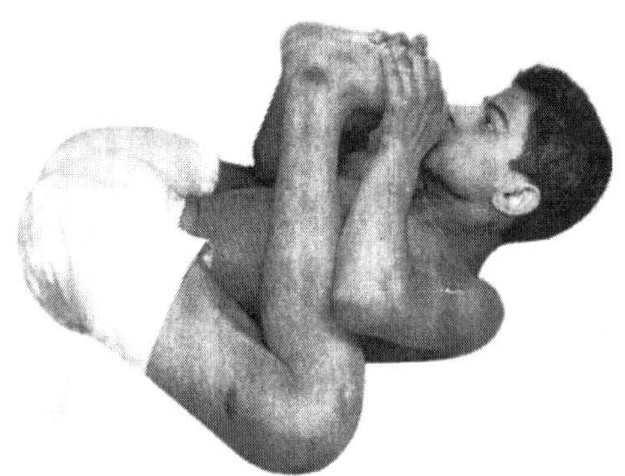

57. सुप्तपादांगुष्ठास्पर्शासन

58. वातायनासन

इस आसन का आकार गरूड़ पक्षी के समान हैं। इसलिए योगियों ने इसे वातायनासन कहा है।

विधि- ज़मीन पर खड़े होकर बायें पांव की एड़ी को दाई जंघा पर लायें और बायें घुटने को धीरे.धीरे नीचे झुकाते हुए दायें पांव की एड़ी के पास ज़मीन पर घुटनें को लगाकर दोनों हाथो को आपस में मोड़कर स्थित रहें। जैसे चित्र नं0 58 में है। इस आसन को बदलकर दूसरे पांव से भी करना चाहिए।

लाभ- इस आसन के अभ्यास से संपूर्ण जंघाओं और पांवों में अपूर्व बल आता है। शरीर हल्का होता है तथा यह आसन हर्निया वालों के लिए बहुत उपयोगी माना गया है। इसके अभ्यास से पांव से कमर तक का भाग दृढ़ एवं सुन्दर बनता है। नृत्य कलाकारों के लिए यह आसन अति उत्तम है। इस आसन के अभ्यास से मनुष्य की चाल अच्छी हो जाती है अर्थात् चलने में सुन्दरता आती है। जो व्यक्ति झुककर चलता है। उसको यह आसन अवश्य करना चाहिए।

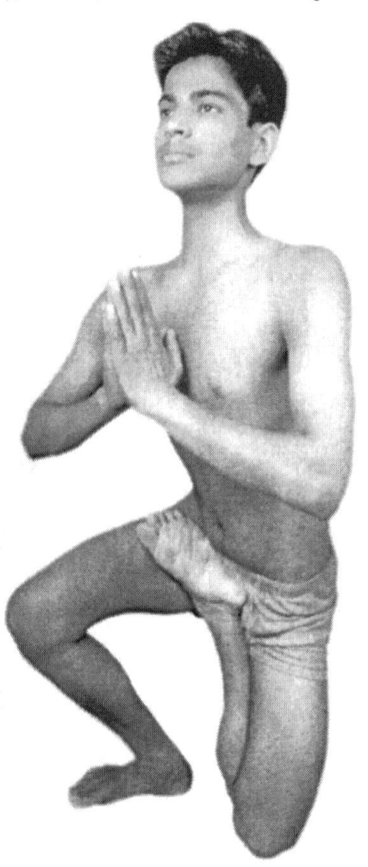

58. वातायनासन

59. त्रिबन्धासन

विधि- ज़मीन पर बैठकर बायें पैर की एड़ी को दाई जंघा पर इस प्रकार रखें कि एड़ी का हिस्सा नाभि के पास लग जाए। तत्पश्चात् दाएं पांव को बाई जांघ पर इसी प्रकार रखें कि दोनों पावों की एड़ियाँ नाभि के आसपास आपस में मिल जाए। तत्पश्चात् दोनों हाथों को दोनों घुटनों पर रखकर मेरूदण्ड़ को सीधा रखते हुए स्थित रहें, फिर मूलबन्ध लगायें अर्थात् गुदा को ऊपर की तरफ खीचें साथ ही श्वांस को बाहर निकालते हुए उड्डीयान बंध भी लगायें। अर्थात् श्वांस को छोड़कर पेट को यथासाध्य भीतर की ओर पिचकाएं और साथ ही जालंधर बंध भी लगायें। अर्थात् ठोड़ी को कण्ठकूप से लगाकर दोनों आखों को बन्द कर लें। इस प्रकार पद्मासन की स्थिति में और श्वांस को रोके हुए मूलबन्ध उडिड्यान बंध ताथ जालंधर बंध तीनों बंध लगाकर स्थित रहने को ही त्रिबंधासन कहा है। जैसे चित्र नं0 59 में है। कहीं.कहीं इसको बद्धपद्मासन की स्थिति में करना बताया है।

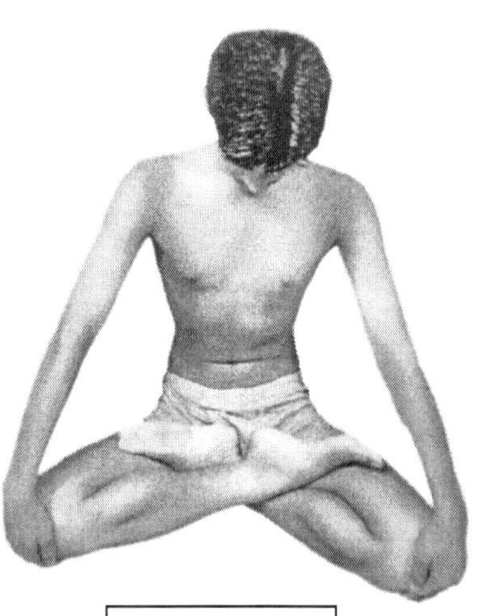

59. त्रिबन्धासन

लाभ- इस आसन के अभ्यास से पेट के बहुत से रोग अनायास ही दूर हो जातें हैं। जठराग्नि प्रदीप्त होती है। जिन व्यक्तियों के पेट में वायु की शिकायत हो उन्हें इस आसन का अभ्यास अवश्य करना चाहिए। इसके करने से प्राण सुषुम्ना ही होता है और स्वतः ही ध्यानावस्था हो जाती है। यह एक ऐसा आसन है जिसमें आसन मुद्रा प्राणायाम तीनों ही आ जाते है। यह आसन करनें में बहुत कठिन है किन्तु प्रतिदिन के अभ्यास से आसन शरीर को स्वंय ही अभ्यस्त बना लेता हैं। जिन व्यक्तियों को इस आसन के करने में दोनो हाथों से पांवों के अंगूठें न पकड़े जाएंए उन्हें दोनों हाथों को केवल पीछे ले जाकर ही करना चाहिए। कुछ दिन के अभ्यास से पुनः इसकी सिद्धि मिल जाएगी।

इस आसन के अभ्यास से गुल्मए प्लीहाए यकृत इन सभी बीमारियों में अतिशीघ्र लाभ होता है। यह आसन पुरूषों से कही अधिक स्त्रियों के लिए लाभदायक है। इससे कमर पतली तथा लचीली होती है। सम्पूर्ण चेहरा तथा शरीर कान्तिमान हो जाता है। अधिक अभ्यास करने पर स्वंय ही समाधि की अवस्था होने लगती है। यदि किसी व्यक्ति को सर्दी आदि लगने के कारण बुखार हो तो उसे इस आसन को मस्तक ज़मीन से लगाकर करना चाहिए। इसके अभ्यास से 15 मिनट के अन्दर ही बुखार चला जाता है तथा इस आसन में हड्डी का बुखार तक निकालने का सामर्थ्य है, शरीर की दुर्गन्ध का नाश होता है। यह अकेला आसन ही बहुत आसनो के बराबर होता है। इसको पद्मासन और बद्धपद्मासन दोनो प्रकार से करना चाहिए।

60. सूर्य नमस्कार

सूर्य नमस्कारए भारतवर्ष में ही नहीं बल्कि विश्वभर में प्रचलित है। अर्थात् विश्व में जो लोग योग की विशेष प्रक्रियाएँ नहीं जानतेए वे सूर्य नमस्कार से परिचित अवश्य है। सूर्य नमस्कार के सोलह अंग होते है। लेकिन इस पुस्तक में बारह अंग ही लिए जा रहे हैं क्योंकि सोलह अंग वाला सूर्य उस समय प्रकट होता है जब संपूर्ण सृष्टि लय हो जाती है, और सोलह अंग वाले सूर्य नमस्कार में परिश्रम अधिक होता है।

विधि- सूर्य नमस्कार करने के लिए सर्वप्रथम पूर्व दिशा की ओर मुख करके खड़े होकर सूर्य भगवान को नमस्कार करते हुए दोनों हाथों को आपस में जोड़कर प्रणाम करते हुए दोनो हाथों को वक्षस्थल (छाती) पर इस प्रकार स्थापित कर लें जैसे प्रार्थना में या किसी व्यक्ति के सम्मान में हाथ जोड़कर प्रणाम करते हैं। जैसे चित्र नं0 60 में है। तत्पश्चात्ए बलपूर्वक दोनों हाथों को कड़ा करते हुए पैर से सिर तक के संपूर्ण शरीर की अत्यधिक कड़ा कर लें, जिससे शरीर का कोई भी अंग प्रत्यंग ढीला न हो। तत्पश्चात् दोनों हाथों को कड़ा रखते हुए ही ऊपर की ओर इतना ले जाएं कि पैर से हाथों तक का हिस्सा सीधा होते हुए कमर और वक्षस्थल से ऊपरी हिस्सा किंचित् पीछें की ओर झुक जाएं। जैसे चित्र नं0 61 में हैं। इसके बाद दोनों हाथों को धीरे-धीरे नीचे लाते हुए दोनों पांवों की बगल में ज़मीन पर स्थापित करें और सिर को घुटनों से इस प्रकार लगायेंए जैसे चित्र नं0 62 में है।

ध्यान रहें कि इस क्रिया को करते समय घुटनें और कमर से पैर तक का हिस्सा बिल्कुल (किंचित्) भी मुड़नें न पाए। तत्पश्चात् बाएं पांव को पीछे ले जाएं और सीने को तानकर स्थित रहें। जैसे चित्र नं0 63 में है। फिर दोनों हाथों को ऊपर उठातें हुए पीछे की तरफ इस प्रकर लायेंए जैसे चित्र नं0 64 में हैं। तत्पश्चात्ए बाए पैर को आगे पहलें की जगह लायें, साथ ही दाये पांव को पीछे की ओर ले जायें और सीने को तानकर सामने देखते हुए इस प्रकार लायेंए जैसे चित्र नं0 65 में है। फिर दोनों हाथों को ऊपर उठाते हुए पीछे की तरफ इस प्रकार लायें जैसे कि चित्र नं0 66 में है। तत्पश्चात् दोनों पावों को दोनो हाथों के बल संपूर्ण शरीर को नीचे झुकाकर इतना नीचे आने दो दोनों पांवों और दोनों हाथों के बल संपूर्ण शरीर का भाग किंचित् (बिल्कुल) ऊपर ही रह जाएं। जैसे कि चित्र नं0 67 में है। इसके बाद सीने को ऊपर खींचते हुए केवल दोनों हाथों और दोनों पांवों के बल संपूर्ण शरीर को ऊपर उठाकर सीना और गले को पूर्णतया पीछे मोड़ते हुए इस प्रकार स्थित होए जैसे चित्र नं0 68 और 69 में हैं। फिर झटके से पांवों को दोनो हाथों से बीच में ले आएं और कमर को ऊपर उठाते हुए पांव से कमर तक के हिस्से को बिल्कुल सीधा करके सिर को दोनों घुटनों से लगाकर स्थित रहें। जैसे चित्र नं0 70 में हैं। इसके बाद दोनों हाथों को कड़ा करके ऊपर उठाते हुए वृताकार घुमाते हुए सीधे खड़े होकर दोनो हाथों को परस्पर जोड़कर पहले की भांति प्रथम स्थिति में नमस्कार करते हुए खडे हो जाएं। जैसे चित्र नं0 71 में है।

लाभ- यह सूर्य नमस्कार योगिक व्यायामों में श्रेष्ठ व्यायाम माना जाता है। क्योंकि इस एक.एक व्यायाम के फलस्वरूप मनुष्य आसन मुद्रा और प्रणायाम के लाभ से लाभान्वित हो जाता है। इसके अभ्यास से फेफड़ों के अन्दर शुद्ध प्राणवायु का प्रवेश प्रचूर मात्रा में होता हैए जिसके फलस्वरूप अभ्यासी का शरीर सूर्य के समान चमकने लगता है। इसलिए यह व्यायाम सूर्य नमस्कार के नाम से विख्यात है। जिस प्रकार सूर्य की बारह कलाएं होती हैं उसी प्रकार इस व्यायाम के भी बारह अंग है। हर एक अंग के लिए अलग-अलग प्रकार के व्यायाम सूर्य नमस्कार में बताए गए हैं। शरीर का छोटे से छोटा अंग इसके प्रभाव से प्रभावित होता है। इसके अभ्यास से सीना चौड़ा होता है सम्पूर्ण भुजा सुंदर हो जाती है, कमर पतली तथा जंघा पिंडली और पैर अति सुन्दर हो जाते हैं। सूर्य नमस्कार के अभ्यासी को चर्म संबंधी बीमारियाँ तो हो ही नहीं सकती और जिन्हें किसी प्रकार का भी चर्म रोग हो उन्हें सूर्य नमस्कार का अभ्यास अवश्य

करना चाहिए। यह सूर्य नमस्कार करने से जठराग्नि प्रदीप्त करता है और उदर संबंधी विकारों का विनाश करके उदर की विशेष यर्त्री को कम कर देता है जो कि स्वस्थ शरीर की निशानी हैं। इसके अभ्यास से मेरूदण्ड और कमर लचीली हो जाती है। यह सूर्य नमस्कार स्त्रीए पुरूषए बालए युवाए रोगीए निरोगी और वृद्धों के लिए भी उपयोगी माना गया है। केवल गर्भवती स्त्रियाँ तीन महीनें के बाद इसका अभ्यास छोड़ दें।

भारत वर्ष में यह सूर्य नमस्कार अधिक प्रचलित तो अवश्य हैए लेकिन कुछ लोग इसे मनमाने ढंग से भी करतें हैं फिर भी विशेष हानि नहीं होती और कुछ न कुछ लाभ ही प्रतीत होता है। जिन व्यक्तियों का शरीर टेढ़ा हो और जिन्हें ठिगनेपन का भय होए वे इस सूर्य नमस्कार का अभ्यास प्रारम्भ से ही करें। यह व्यायाम हाथ से काम करने वालोंए अर्थात् मशीनए बंदूक आदि चलाने वालों को अवश्य करना चाहिए। कुछ योगियों का मत हैं कि सूर्य नमस्कार को खाली हवा में अर्थात् जहाँ सूर्य की किरणे मनुष्य के शरीर पर पड़ सकेंए करना चहिए। ऐसी जगह अभ्यास करने से विशेष लाभ होता है। इसके अभ्यास से ब्रह्मचर्य के पालन में भी लाभ होता है। जिन्हें आलस्य और अतिनिदा आती हो वो इससे लाभ उठा सकते हैं। ध्यान रहें कि जिनको हर्निया की शिकायत हो उन्हें सर्वप्रथम सूर्य नमस्कार नहीं करना चाहिए। अन्य सभी लोग सूर्य नमस्कार कर सकते है। सूर्य नमस्कार सुबह ही करना चाहिए। सूर्य नमस्कार का संबंध सूर्य से हैं। इसलिए इस व्यायाम को शाम के बजाए सुबह करने से विशेष लाभ होता है।

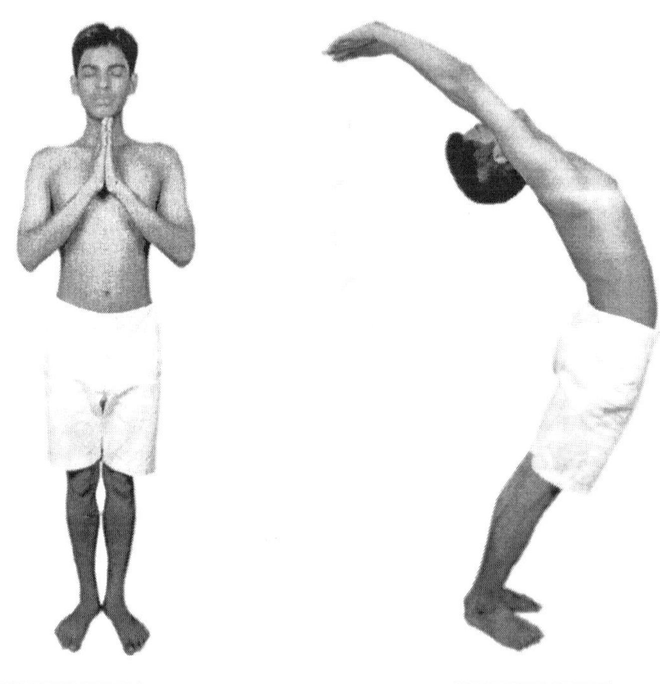

चित्र नं. 60

चित्र नं. 61

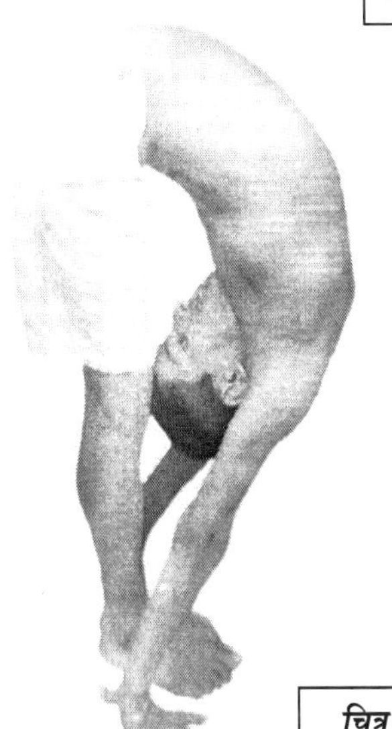

चित्र नं. 62

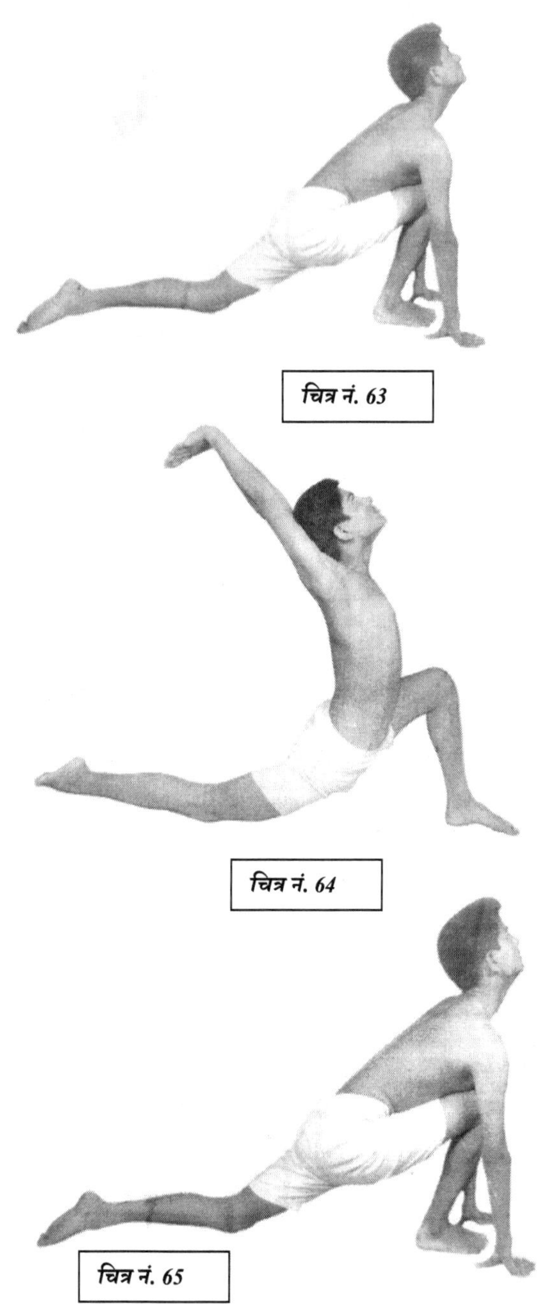

चित्र नं. 63

चित्र नं. 64

चित्र नं. 65

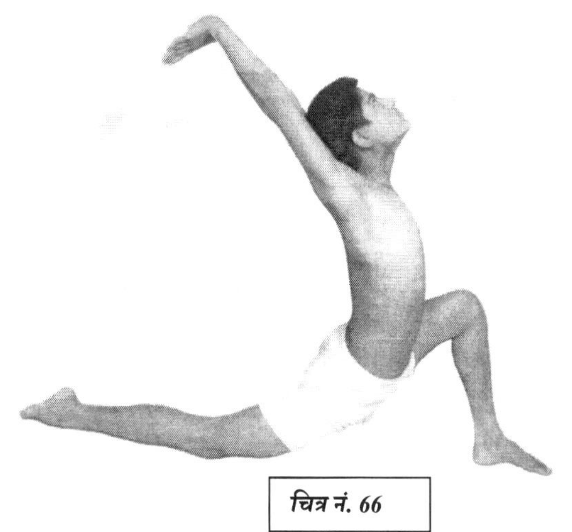

चित्र नं. 66

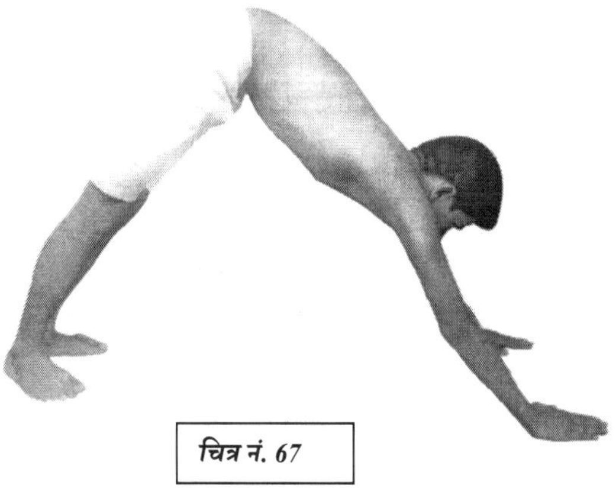

चित्र नं. 67

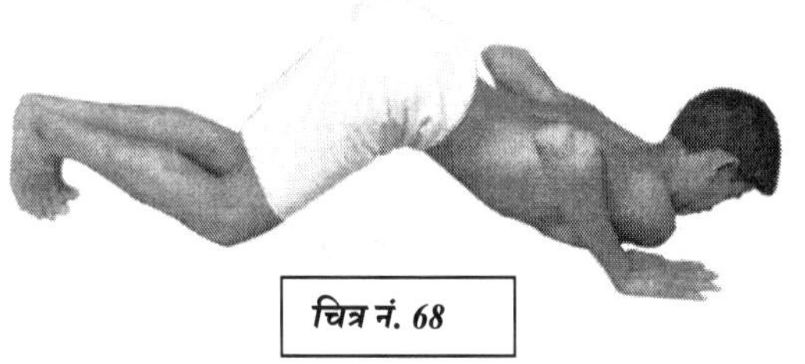

चित्र नं. 68

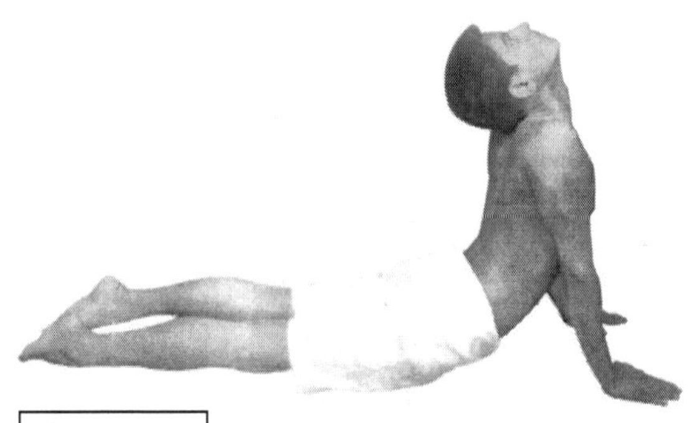

चित्र नं. 69

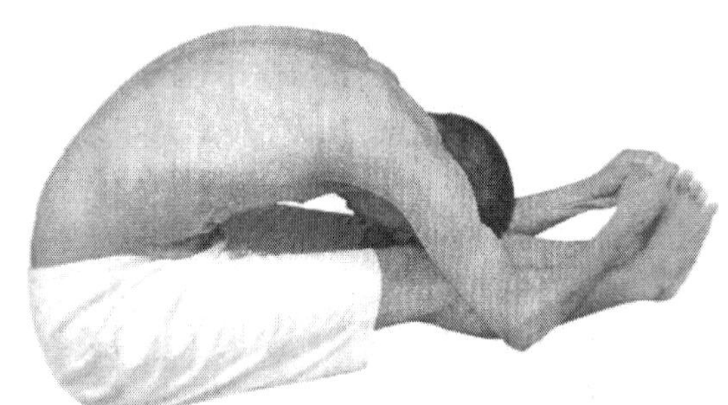

चित्र नं. 70

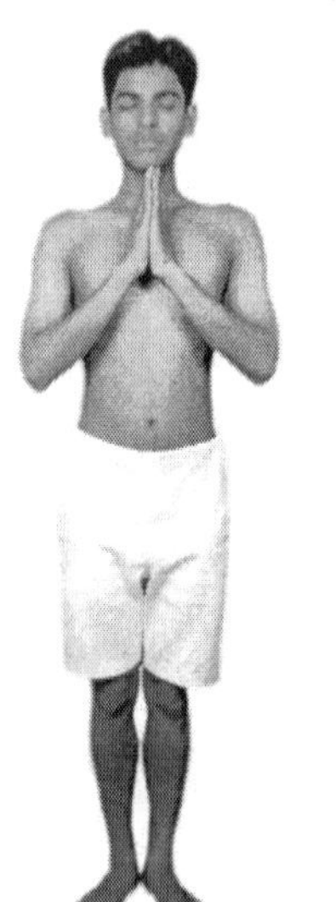

चित्र नं. 71

ध्यान

ध्यानए योग का सातवां अंग है। धारणा में जिस चित्र वृत्ति (मात्र) से चित्त धेय विषय में लगता हैए तब वह वृत्ति इस प्रकार समान प्रभा से उदय होती रहें कि दूसरी और कोई वृत्ति बीच में न आयेए तो उसे ध्यान कहते हैं।

धारणा में जैसे बतलाया गया हैं, उस तरह से लगातार एक स्थान पर एकाग्रता पूर्वक ध्यान करने से चित्रवृत्तियों का बहाव एक दिशा में केन्द्रित हो जाता हैए तो उसे ध्यान कहा जाता हैं। यह ध्यान दो तरह का होता है. स्थूल और सूक्ष्म। अचानक सूक्ष्म ध्यान आरम्भ करना वास्तव में बड़ा ही मुश्किल है। और लगभग असम्भव सा ही है। इसलिए सूक्ष्म ध्यान का अभ्यास करने से पहले व्यक्ति को स्थूल के ध्यान से आरम्भ करना चाहिए। स्थूल ध्यान पहले इष्टदेव परमात्मा के अवतार या फिर प्रभुप्राप्त पुरूष या सद्गुरू (संत तथा जीवित सद्गुरू) पर करना होता है।

सूक्ष्म ध्यान में दो भौहों के बीच में शरीर के स्थिर केन्द्र बिन्दु या केवल दृष्टि के स्थान पर टिकाई जाती है। यह काल और कालातीत का संधिस्थल है। यहाँ अप्रकट प्रकट हो जाता है जिसकी परछाई स्थूल शरीर (पिड़) के निचले स्थल गुदाचक्र (मूलाधार चक्र) में स्थित है। जहाँ पर कुंडलिनी शक्ति ताले के अन्दर बंद सर्पिणी की तरह से स्थित है। बिन्दु पर कुछ देर अभ्यास करने के बाद अंधकार के स्थान पर ज्योंति चमक उठती है। शनैः.शनैः आंतरिक ज्योति सद्गुरू का दिव्य रूप धारण कर लेती है। यहाँ से ही ज्योतिर्मय ध्यान का आंरम्भ कहा जाता है।

''जब ध्यान के अन्दर ज्योति में प्रभुमय पुरूष अर्थात् सद्गुरू प्रगट होते हैं तो व्यक्ति अमरत्व के गुप्त रहस्यों के सामनें खुली पुस्तक की तरह ये देखने लगता हैं''

मौलाना रूमी जब साधक स्थूल ध्यान में इष्टदेव के स्वरूप या गुरू के स्वरूप पर ध्यान टिकाता है, तो बाद में वह ध्यान धीरे-धीरे ज्योतिर्मय उज्जवल प्रकाश के रूप में पुष्पित हो जाता है।

भारतीय दर्शन के अनुसार ध्यान का अर्थ है. ध्येय विषयों का निरन्तर मनन।

योग दर्शन के अनुसार ध्येय विषय में चित्त को जिस वृत्ति मात्र सा ठहराया गया है। वृत्ति का एकसा बना रहना ही ध्यान है। धारण द्वारा स्थापित किये हुए वस्तु या विषय में अपनी चित्त वृत्तियों कोए जो प्रत्याहार द्वारा अन्तरमुखी हो चुकी हैं, तदरूप कर देनाए मिला देना ही ध्यान है।

पतंजलि योग के द्वारा ''धारणा में वृत्ति एकसमान लगातार चलता रहता हैं। तो ध्यान की उत्पत्ति होती हैं। जिस प्रकार भौराए कमल पुष्प में तन्वय होकर बेसुध हो जाता है और सूर्यास्त होने पर कमल पुष्प के बन्द होने पर स्वयं भी उसी में बन्द हो जाता है। उसी प्रकार ध्यान में चित्त वृत्तियाँ ध्येय विषय में लीन हो जाती हैं। ध्यान की स्थिति में योगाभ्यासी (ध्यता) और ध्येय (लक्ष्ण) दोनों एक रूप हो जाते हैं।

ध्यान के लिए शर्ते-

1. लक्ष्य (ध्येय) पदार्थ के बिना ध्यान करना असम्भव होता है।

2.चित्त कर वृत्तियों का निरोध होना जरूरी है।

3.इसके लिए योग गुरू का होना जरूरी है।

घेरण्ड ऋषि के अनुसार-

घेरण्ड़ ऋषि ने तीन प्रकार के ध्यान बताये हैं:-

1. स्थूल ध्यान - इसमें किसी मूर्ति या आकृति का ध्यान करना या किसी ईष्ट का ध्यान करना होता है।

2. ज्योतिर्मय ध्यान - त्रकुटी में इसका ध्यान करते हैं अथवा ज्योतिरमय ध्यान मे तेजों मे ज्योर्तिरूप ब्रह्मा का ध्यान करते हैं।

3. सूक्ष्म ध्यान - सूक्ष्म ध्यान में कुण्डलिनी का ध्यान करते हैं।

भक्ति सागर के अनुसार- ध्यान चार प्रकार के होते हैं।

ध्यान जु चार प्रकर के कहूँ जु उनकी रीत।

पदस्थ, पिंड़, रूपस्थ, हैं, चौथा रूपातीत।

1. पदस्थ ध्यान- इसके अन्तर्गत लक्ष्य (ध्येय) अथवा मूर्ति के नख से लेकर शिख तक का ध्यान किया जाता है और फिर कुम्भक करके जय या तय करते हैं। इसको करने से हम एकाग्र होते हैं तथा तीनों ताप.

- दैविक
- आध्यात्मिकता और
- भौतिक

नष्ट हो जाते हैं।

2. पिंडस्थ ध्यान- इसके अन्तर्गत यम नियम आसन प्राणायाम प्रत्याहार एवं प्रत्याहार द्वारा शुद्धिचित्त की स्थिति कमलों का या चक्रों का मूलाधार से बढ़ते हुए स्वाधिष्ठान मणीपूरक अनहद विशुद्ध आज्ञाचक्र और फिर ब्रह्मारंध तक धीरे-धीरे ध्यान करते हैं।

3. रूपस्थ ध्यान- इसके अन्र्तगत त्रकुटी या भूमध्य में निश्चय मन से ध्यान करते हैं। इसके करने से पहले अग्नि स्वरूप फूल दिखाई देने लगते हैं और फिर धीरे-धीरे ज्योति के दर्शन होते हैं। फिर ये दिव्य ज्योति दीपमालिका में बदल जाती हैं। क्रमशः तारों की माला के रूप में दिखाई पड़ने लगते हैं। जिससे सारा संसार झिलमिल सा प्रतीत होने लगता है।

4. रूपातीत ध्यान- यह सभी ध्यानों में सबसे उत्तम ध्यान है। इसमे ध्याता अपने ध्येय को भूलकर मन को ब्रह्मास्त में आठों पहर के लिए एकाग्र और निश्चित स्थिति में लगाता है। यहीं पर ध्याता और ध्येय दोनो एकाग्र हो जाते हैं। यही ध्यान की अन्तिम अवस्था या चरण है और ये समाधि का प्रथम चरण होता है।

ध्यान बिन्दु उपनिषद के अनुसारः

यदि शैल समन पापम् विस्तीर्ण बहुयोजनम् भिघते ध्यान योगेन।

ध्यान बिन्दु उपनिषद के अनुसारए यदि आपके पापों का आकार पहाड़ों जैसा क्यों न होए उनका विस्तार लोम के आकार जैसा क्यों न होए ध्यान के अनुसार सब पाप नष्ट हो जाते हैं, इसमें कोई दो राय नहीं हैं। सुख.सुख चेतन्य सूक्ष्म तत्वों से दूर उन पारलौकिक आनन्द सागर में डूब जाता है और ध्याता सम्पूर्ण इन्द्रियों के सुख से मुक्त होकर उस परम ब्रह्मा में लीन हो जाता है।

स्वयं नाभि ठीक करने की विधि

यदि नाभि के ठीक करने के विशेषज्ञ नही मिल पाते हैं तो स्वयं भी कुछ आसनो की सहायता द्वारा नाभि को ठीक कर सकते हैं। इसके चार मुख्य आसन हैं जो क्रम से इस प्रकार करें।

1. उत्तानपादासन चित्र नं0 1 देखें।

2. उष्ट्रासन चित्र नं0 2 देखें।

3. चक्रासन चित्र नं0 3 देखें।

4. मत्स्यासन चित्र नं0 4 देखें।

परन्तु यदि किसी की नाभि बहुत खराब हो गई हो तो पहले किसी योग्य नाभि के जानकार द्वारा नाभि ठीक करा लें। तत्पश्चात् यदि वह उपयुक्त आसनो का निरंतर अभ्यास करेगा। तो जीवन पर्यन्त कभी नाभि नहीं टलेगी।

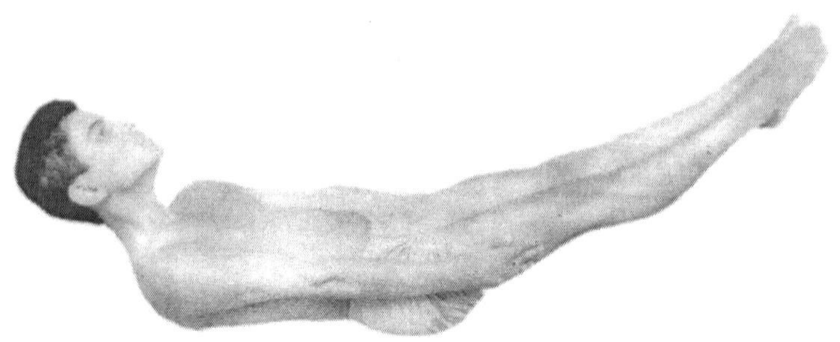

चित्र नं. 1

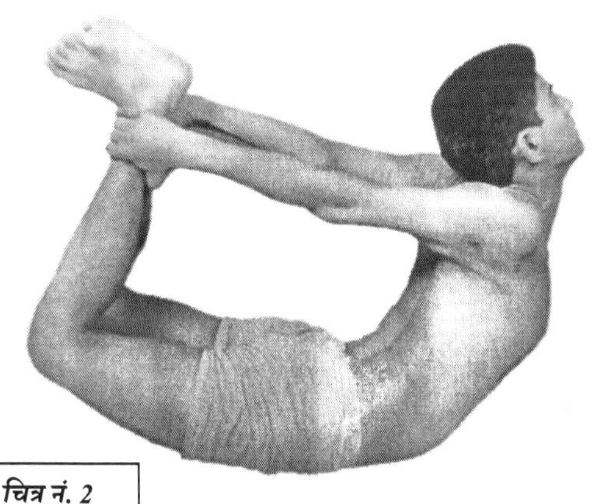

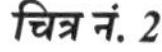

चित्र नं. 2

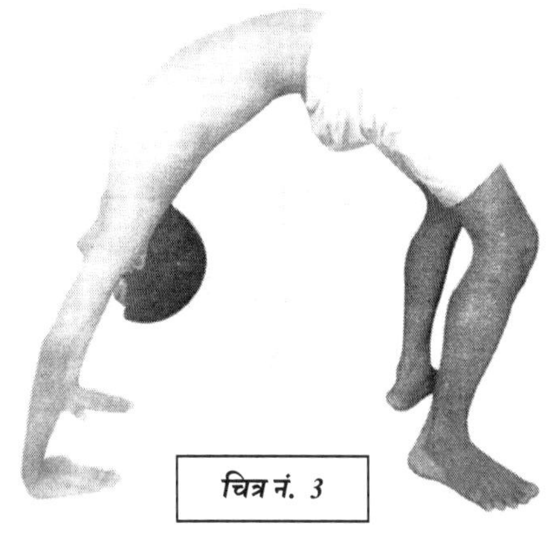

चित्र नं. 3

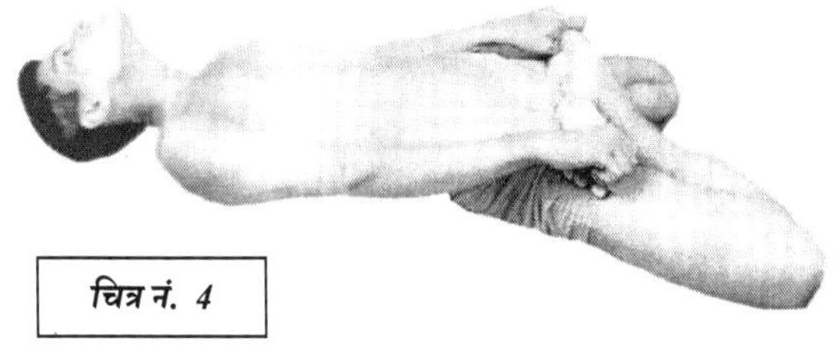

चित्र नं. 4

विकृत नाभि से उत्पन्न दोष

यदि किसी की नाभि ऊपर की ओर टल गई हो तो तुरन्त ही कब्ज हो जायेगीए गैस बनने लगेगीए हृदय के रोग हो जायेंगे, दिल में धड़कन का रोग हो जायेगा। यदि नाभि अधिक ऊपर टल जायेगी तो मल इतना कड़ा हो जाएगा कि अंगुली से निकालने पर भी मुश्किल से निकल पायेगा। नाना प्रकार के रोग शरीर में उत्पन्न हो जाएँगे।

इसी प्रकार यदि नाभि नीचे की ओर टल गयी तो पतलें दस्त आने लगते हैं। भोजन नहीं पचता। पेट में दर्द होने लगता है। स्वप्नदोष अधिक होने लगते हैं। पेट में इस प्रकार की गड़गड़ाहट होने लगती है जो बाहर तक सुनाई पड़ने लगती है।

यदि नाभि बगल की ओर (साईड़) में टल जाती है तो पेट में तीव्र पीड़ा (दर्द) आरम्भ हो जाता है जो किसी भी दवाई तथा अन्य उपचार से ठीक नहीं होता। नाभिमण्ड़ल को यथास्थान करने पर तुरन्त ही लाभ होता हैं।

इसी प्रकार महिलाओं की नाभि टल जाने से उन्हें नाना प्रकार के रोगों का दुःख झेलना पड़ता है। जैसे. लिकोरिया, ऋतुधर्म की गड़बड़ी, मासिकस्राव के रंग में अंतर और नाना प्रकार के गर्भाशय के रोग हो जाते हैं। जिसके परिणामस्वरूप अंगहीन अल्पायु संन्तान का होना तथा बांझपन आदि और भी अनेक असाध्य रोग शरीर में प्रवेश कर जाते हैं।

नाभि की गड़बड़ी से उत्पन्न रोगों की चिकित्सा में आधुनिक डाक्टर तथा वैध असमर्थ से रहते हैं, क्योंकि उन्हें रोग को मूल कारण का पता नहीं चलता। कुछ दिन पश्चात् वह रोगी हो जाता है और उसका ध्यान विकृत नाभिमण्ड़ल की ओर नहीं जाता। फिर वह डाक्टर तथा वैद्य द्वारा निर्धारित निर्णय (सलाह) को मान कर ही दुःख भोगता रहता है। नाभि की खराबी के कारण असमय ही बाल पक जातें हैं, पायरिया आदि रोग हो जाते हैं। नाभि यदि एक चावल के बराबर भी इधर उधर हट जायें तो शरीर में रोग उत्पन्न होने लगते हैं। वह रोग नाभि के ठीक होने पर ही ठीक हो सकता है। इसलिए स्वास्थ्य के लिए कुछ भी व्यायाम साधन आसन यौगिक-क्रियाएँ करने से पूर्व

नाभि परीक्षा करा लेना अनिवार्य है। अन्यथा जब तक नाभि में गड़बड़ी रहेगी सारा प्रयास निरर्थक होगा।

प्रेक्षाध्यान

प्रत्येक व्यक्ति शांति की खोज में है। चाहें व्यक्तिगत जीवन हो या पारिवारिक सामाजिक सम्बन्धए या फिर अंतरराष्ट्रीय सम्बन्धए शांति को प्राप्त करना ही सबका अंतिम लक्ष्य होता है। भारतीय दर्शन में मोक्ष प्राप्त करना ही आत्मा का अंतिम ध्येय है। जिसे दूसरे शब्दों में शांति कह सकते हैं। मानसिक शांति का सम्बंध व्यक्ति से है। अंतरराष्ट्रीय मामलों में विश्वशांति कायम रहे यही मानव जाति का कार्य है।

यदि मानसिक संतुलन बना रहे तो शांति को प्राप्त किया जा सकता है। क्रोधी व्यक्ति कभी भी शांति की अनुभूति नहीं कर सकता। अतः शांति पाने के लिए मानसिक असुंतलन के हेतुभूत कारणों के प्रभावों को दूर कर चित्त की एकाग्रता को बढ़ाना होगा।

चित्त की एकाग्रता दो प्रकार से हो सकती है

ऽ किसी विचार या चिंतन पर चित्त को एकाग्र करना

ऽ देखने में चित्त को एकाग्र करना।

प्रेक्षाध्यान दूसरे प्रकार की एकाग्रता का ध्यान है जिसमें केवल देखने की क्रिया होती है।

प्रेक्षाध्यान का अर्थ- 'प्रेक्षा' शब्द 'ईक्ष' धातु से बना हैं। जिसका तात्पर्य हैं देखनाए 'प्रे' उपसर्ग है। प्र $ ईक्षा त्र प्रेक्षाए जिसका अर्थ है. गहराईं में उतर कर देखना।

यहाँ देखने का तात्पर्य बाह्य वस्तु को देखना नहीं अपितु अंतः यक्षु से सूक्ष्म चेतना को एकाग्रता व पूरी जागरूकता से देखना है। प्रक्षाध्यान ध्यान की एक ऐसी पद्धति है जिसमें चेतना (आत्मा) के सूक्ष्म स्तर पर व आंतरिक घटनाओं को देखा जाता हैं। अर्थात् (अपने आपको देखना) केवल देखना ही ध्यान का मूलभूत सिद्धान्त रखा गया। वस्तुतः यह पद्धति विचारों पर चित्त को एकाग्र करने की पद्धति नहीं अपितु ''केवल देखने'' में चित्त को एकाग्र करने की पद्धति है।

प्रायः ध्यान शब्द की परिभाषा यही की जाती है कि किसी एक निश्चित विषय पर लंबे समय तक विचार को एकाग्र करना। हमारा मन चिंतन का साधन है तो देखने का भी साधन है। जब मन को प्रेक्षा के साथ जोड़ा गया तो ध्यान का तात्पर्य हो गया- केवल देखना न कि विचार करना। हमने मन के विभिन्न स्तर जैसे चिंतनए बौद्धिक विश्लेषणए तार्किक विचारों को ज्यादा महत्व दिया परंतु उसके द्वारा देखने की शक्ति का विकास नहीं किया। सौभाग्य की बात है कि वैज्ञानिकों ने भी देखने के महत्व को स्वीकार किया है।

प्रेक्षाध्यान में देखने का तात्पर्य है राग-द्वेव से मुक्त देखना। ज्ञाता द्रष्टा भाव से देखना। जब अनुभव राग - द्वेष सुख.दुःख से प्रदूषित हो जाता है तो देखने की मुल्यवत्ता कम हो जाती है।

प्रेक्षाध्यान का ध्येय- प्रेक्षाध्यान की साधना का पहला ध्येय है चित्त को निर्मल बनाना। चेतना का रूपान्तरण करना। प्रेक्षाध्यान की पूरी प्रक्रिया चेतना के सूक्ष्मीकरण की प्रक्रिया है। ऊर्जा के ऊर्ध्वीकरण की साधना है। सुप्त शक्तियों का जागरण कर आध्यात्मिक विकास करना। निर्विकल्प चेतना को प्राप्त करना। वीतराग भाव में प्रतिष्ठित होना।

प्रेक्षाध्यान का स्वरूप- प्रेक्षाध्यान का स्वरूप अप्राद चैतन्य का जागरण या सतत् जागरूकता। जो जागृत होता है जो अप्रमत्त होता है, वही एकाग्र होता है। एकाग्रचित वाला व्यक्ति ही ध्यान कर सकता है।

प्रेक्षाध्यान अप्रमाद की साधना है जिसकें मुख्यतः बारह अंग है-

1. कायेतसर्ग

2. अन्तर्यात्रा

3. श्वांस-प्रेक्षा

4. शरीर प्रेक्षा

5. चैतनय केन्द्र प्रेक्षा

6. लेश्या-ध्यान

7. वर्तमान क्षण प्रेक्षा

8. विचार प्रेक्षा और समता

9. संयम

10. भावना

11. अनुप्रेक्षा

12. एकाग्रता

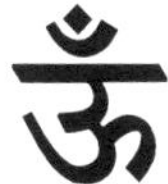

ऊँ शब्द तीन शब्दों से मिलकर बना हैं:- 1. अ = अंतःकरण, 2. उ =उदर 3. म = मस्तिष्क।

प्रणव ओंकार परमात्मा यह नाम अकारए उकार तथा मकार तीन वर्णो से बना हुआ है।

आकार से विष्णु, उकार से महेश्वर, मकार से नम्रा का बोध होता हैं। इस प्रकार प्रणव से तीनों का बोध होता है।

मुसलमान फकीर इसको छू कहते हैं। जिससे कि ब्रह्माण्ड़ का शिरोमणि है और त्रिकुटी तक उसकी गम्यता अथवा पहुँच है। एककार अकाल पुरूष या सत्पुरूष है। वह काल से परे है। काल तो केवल इस (ब्रह्म तक की) रचना का आधार है। किंतु एककार सर्व व्यापक है पाँच लोकों का शिरोमणि है।

एककार की प्राप्ति सत्संग और सतगुरू द्वारा होती है। इसकी प्राप्ती से भ्रमों विकारों माला और अंह-भाव (हाँ मैं) का नाश होता हैए मन वश में आता है और जीव भवसागर से तर जाता है।

प्रणवोपनिषद के द्वारा

ऊँ सह नाववतु। सह नौ भुनक्तु। सहवीर्यं करवाव है। तेजस्विना वधीतमस्तु मां विद्विषाव है।

ऊँ शान्तिः शान्तिः शान्तिः।

ऊँ ब्रह्म हम दोनों का रक्षण करेंए वह हम दोनों का पालन करें। हम दोनों एक साथ सामर्थ्य को प्राप्त हों। हमारा अध्ययन तेजस्वी हो। हम परस्पर द्वेष न करें। ¬ शान्तिः शान्तिः शान्तिः।

उस विलक्षण कर्म कर्ता यरब्रह्म विष्णु की ब्रह्मविधा का रहस्य निरूपित किया जाता है। ब्रह्मवेत्ता ने जो ¬ को एकाक्षर ब्रह्म कहा हैं उसके शरीर स्थान तथा कालयत्र का अब निरूपण किया जाता हैं। उस ¬कार में तीन देवए तीन लोकए वेद त्रय तथा तीन अग्नियाँ कही गई हैं, साथ ही वह उस परम शिवतत्व का ही स्वरूप हैं। 3। ऋग्वेद गार्हपत्स (अरि) पृथिवी व ब्रह्म ये तत्व जो पहला अक्षर अ हैं उसमें स्थित बताए हैं। इन सबका स्वरूप वह अ है।4। चजुर्वेद आकाश ¬ कार को कहा गया है।5। सामवेद स्वर्ग आहवनीय (अग्नि) परम देव शंकर का स्वरूप म कार को बताया गया है।6। साथ ही जो 'अ' कार हैं वह चन्द्र मण्डल के समीप स्थित सूर्य मण्ड़ल का स्वरूप हैं। चन्द्रस्वरूप 'उ' का इस ¬ कार के मध्य में (बीच में) स्थित हैं।7। तथा अग्नि स्वरूप जिस अग्नि में धुएँ का नाम भी नहीं हैं तथा जो कि बिजली के समान तेजस्वी हैं उसका ही स्वरूप 'म' कार।8। चन्द्रमा, सूर्य तथा अग्नि के तेज की तीनों मात्राएँ भी इन्हें समझना चाहिए। दीप की शिखा के समान जिसने कि शिखा ऊपर विद्यमान हैं वह ¬ कार के ऊपर अर्द्धचन्द्र अर्धमात्रा का स्वरूप समझना चाहिए।9। दूसरी कमलसूत्र के समान सूक्ष्म शिखा के द्दष्टिगोचर होती है। वह नासरन्ध्र से सूर्य के समान तेजस्वी सूर्य के मण्डल का भेदन का बहत्तर हजार नाड़ियों के ऊपर सर्व प्राणियों को वरदान देने वाली तथा सबको व्याप्त करके स्थित हैं।10-11। जब मोक्ष के पास मुमुक्ष होता हैं (पहुँचाता हैं) तो फाँसी के घण्टे का सा शब्द होता हैं। इस ¬ कार को इसी स्वरूप का समझना चाहिए। यह वेद स्वरूप हैं इसे सुनना सभी चाहते है।12। जिसमें वह ओंकार शब्द लीन हो जाता हैं वह ही ब्रह्म कहा जाता हैं। वह अमृतत्व को प्राप्त करने का अधिकारी हो जाता हैं। यह निश्चित है।13।

सर्वांगीण व्यक्तित्व विकास

हमारा व्यक्तित्व

1. यह देखने वाला ब्राह्म जगत विशाल एंव महत्वपूण है।र् इससे भी कई गुणा विशाल एवं महत्वपूर्ण हैं हमारा आन्तरिक जगत।

2. आन्तरिक जगत के मुख्य अंग : मनए युद्धिए चित्रए अंहकारए आत्मा।

3. जो भी हम कर्म करते हैंए घटना देखते और सुनते हैं वह हमारी कर्मेन्द्रियों एवं ज्ञानेन्द्रियों द्वारा मन बुद्धि और चित्त तक पहुँचता हैं और एक सूक्ष्म संस्कार के रूप में सदा के लिए हमारे चित्त में अंकित हो जाता है।

4. वास्तव में हमारा चित्त हमारे अच्छे बुरे सभी संस्कारों का एक खजाना है। और यही चित्त ही हमारा व्यकितत्व है।

हमारा चित्त ही हमारा व्यकितत्व

व्यक्तित्व की गुणवत्ता का आधार

1. सात्विक संस्कारों से सत्व प्रधान चित्त

2. राजसिक संस्कारों से रज प्रधान चित्त

3. तामसिक संस्कारों से तम प्रधान चित्त

4. चित्त की गुणवत्ता के आधार पर हमारा व्यक्तित्व भी सत्वए रज या तम प्रधान बनता हैं।

जैसा चित्त वैसा व्यक्तित्व

व्यक्तित्व का विकास

1. जैसा चित्त वैसा व्यक्तित्व

2. चित्त अधिक से अधिक सात्विक बने यह चित्त की शुद्धि है।

चित्त शुद्धि ही व्यक्तित्व का विकास।

चित्त शुद्धि का एक भाव साधन है योगाभ्यास

योग ही व्यक्तित्व विकास का वास्तविक मार्ग

व्यक्तित्व विकास के अंग

1. शारीरिक विकास

2. प्राणिक विकास

3. मानसिक विकास

4. वैद्धिक विकास

5. भावनात्मक/नैतिक विकास

6. आध्यात्मिक विकास

शारीरिक विकास

अपेक्षा

1. सुन्दर सुगठित एंव लचीला शरीर

2. समस्त मांसपेशियां तनाव रहित

3. स्वस्थ शरीर में ही स्वस्थ मन

4. सन्तुलित शरीर रोग प्रतिरोधक शक्ति का विकास

5. चुनौतीपूर्ण परिस्थिति में शरीर बज्र की भांति

6. आहार के प्रति जागरूकता आयु बुद्धि निरोगता शक्ति देने वाला आहार

7. स्वच्छता आन्तरिक एवं बाह्य

अभ्यास

1. आयुवर्ग के अनुसार विधि एंव जागरूकता-पूर्वक सरल/प्रभावी योगासनों का नियमित अभ्यास

2. स्थिरम् सुखम् आसनम् की अनुभूति पौष्टिक सन्तुलित एंव सात्विक आहार लेना

3. शुद्ध क्रियाएँ

4. नित्य नियमों का पालन

5. जागरूकतापूर्ण अभ्यास

6. शरीर की आन्तरिक एवं बाह्य निर्मलता

प्राणिक विकास

अपेक्षा

1. श्वांस-प्रश्वांस सन्तुलित एंव नियंत्रित

2. एकाग्रता वृद्धि

3. मानसिक शुद्धि

4. शरीर मन का सामंजस्य

5. अन्तर्मुखता

6. प्राण शक्ति का संतुलित संचार

7. मस्तिष्क को पर्याप्त ऊर्जा प्राप्ति

8. संयम (मनसा, वाचा, कर्मणा)

अभ्यास

1.लम्बे गहरे श्वांसों के प्रति जागरूकता

2. स्वाभाविक लय बद्ध श्वांस

3. कपाल भाति भस्त्रिका उज्जायी क्रियाएँ

4. निर्मित ध्वनि योग

5. सूर्यभेदी, चन्द्रभेदी, नाड़ी शुद्धि प्राणायाम का अभ्यास

6. बिन्दु, ज्योति, अंगुष्ठ आदि पर त्राटक का अभ्यास

7. सभी प्राणायाम की क्रियाओं का नियमित अभ्यास

मानसिक विकास

अपेक्षा

1. मन की एकाग्रता

2. सकारात्मक विचारधारा

3. इन्द्रिया संयम

4. संकल्प शक्ति का विकास

5. सृजनात्मक चिन्तन, अन्तः स्त्रावी ग्रंथियों का संतुलन मन की शुद्धि

6. विनम्रता/क्षमा शक्ति का विकास

7. स्वाभिमान भावना का विकास

अभ्यास

1. धारण, ध्यान तथा जागरूकता

2. स्वाध्याय

3. प्रत्याहार (ज्ञानेन्द्रियों एवं कमेन्द्रियों का प्रशिक्षण एंव अन्तर्मुखता)

4. अपने से अपना अनुशासन

5. सदग्रन्थों का अध्ययन

6. सद्गुणां के प्रति जागरूकता

7. दूसरों के प्रति आदर/प्रेम भाव

8. भारतीय सभ्यता/संस्कृति का ज्ञान

9. सृजनात्मक दृष्टिकोण

बौद्धिक विकास

अपेक्षा

1. वैचारिक सात्विकता/स्पष्टता

2. समत्व भाव का विकास

3. सृजनात्मक विचारों की उत्पत्ति

4. कल्याणकारी निर्णय शक्ति

5. विवेक शक्ति का विकास

6. शान्तिपूर्ण जीवन के प्रति जागरूकता

8. ज्ञानेन्द्रियों एंव कर्मेन्द्रियों का प्रशिक्षण

9. व्यक्तिगत एवं सामाजिक दृष्टि से हितकारी एवं अहितकारी अनुभवों में भेद।

अभ्यास

1. धारणा-ध्यान का नियमित अभ्यास

2. यम नियम का पालन

3. नियमित स्वाध्याय

4. समर्पण भाव जागृत करना

5. सेवा भाव को जीवन में अपनाना

6. शुभ संकल्पों को जीवन में प्राथमिकता

8. सात्विक आहार सेवन

9. धर्मपूर्वक अर्थ/साधन जुटाना

10. विज्ञान एंव आत्मज्ञान के समन्वय का विचार सदैव उजागर रखना

नैतिक विकास

अपेक्षा

1. भारतीय जीवन मूल्यों के प्रति आस्था

2. भावनाओं का नियत्रण रूपान्तरण/परिष्कार

3. विवेक/संदेश का सन्तुलन

(क) व्यक्तिगत चरित्र निर्माण

1. धारणा शक्ति प्रबल

2. सद्गुणों का विकास

3. आन्सनिरीक्षण/आतरनितन/आत्मदर्शन

(ख) सामाजिक चरित्र निर्माण

1. हार्दिक आल्सीयता सद्भावना समता संवेदनशीलता श्रम प्रतिष्ठा और विश्वबन्धुत्व की भावना प्रबल

2. आत्मानुशासन/संयम का पालन

(ग) प्रकृति प्रेम

1. पर्यावरण सुरक्षा दायित्व बोध

(घ) राष्ट्र के प्रति समर्पण

1. समृद्ध सांस्कृतिक धरोहर/परम्परा

2. आदर्श एवं गुणी महापुरूषों के अनुरूप बच्चों का विकास

अभ्यास

1. स्वाध्याय का नियमित अभ्यास

2. यम नियम का पालन

3. नर सेवा नारायण सेवा जीवन का अंग

4. स्वदेशी व स्वावलम्बन को जीवन में अंग बनाना

5. देश भक्तों, बलिदानियों की जीवन संस्मरण जयंतियाँ

6. आध्यात्मिक भ्रमण

7. निष्काम भाव से सामाजिक सेवा करना

8. कामनाओं पर नियंत्रण

9. प्रेरक प्रसंग तथा रोचक कहानियाँ

10. देशभक्ति गीत

आध्यात्मिक विकास

सैद्धान्तिक

1. चैतन्य शक्ति हर वस्तु में यही स्थायी - शेष नाशवान

2. यही चैतन्य शक्ति सभी प्राणियों में विद्यमानए इसलिए हमसब एकता का मुख्य आधारए कोई ऊँच.नीच नहीं

3. सभी के सुख.दुख हमारे सुख.दुख

4. अनुभूति

5. मानव जीवन का लक्ष्यः परम आनन्द की प्राप्ति

6. आत्मिक सुख सब से उत्तम

7. पशुत्व से दिव्यता की ओर क्रमिक विकास

व्यावहारिक

1. समाज एवं राष्ट्र के प्रति सर्वस्व समर्पण भाव

2. नर सेवा नारायण सेवा

3. दीन दुखियों की सहायता

4. अपनी खुशी सभी में बांटना

5. हर प्राणी से समान बर्ताव

6. त्याग भावना अपने लिए कम से कम अधिक से अधिक समाज को देना

7. शरीर एवं मन को शांत कर ध्यान द्वारा आत्मानुभूति तथा आत्मिक विकास।